VORSCHRIFTEN und RICHTLINIEN

FÜR DEN

PRAKTIKER und VERTRAUENSARZT

VON

DR. TH. VATERNAHM

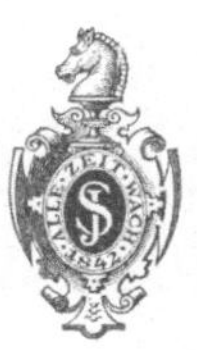

SPRINGER-VERLAG BERLIN HEIDELBERG GMBH
1955

ISBN 978-3-540-01960-2   ISBN 978-3-642-88682-9 (eBook)
DOI 10.1007/978-3-642-88682-9

Vorwort.

Die vorliegende Zusammenstellung enthält die für den Praktiker
wichtigsten und von ihm ständig benötigten Gesetzesauszüge, Richtlinien, Tabellen und Verordnungen.

Sie soll dem vielbeschäftigten Arzt die Möglichkeit geben, sich
ohne zeitraubendes Nachschlagen in Fachbüchern schnell und ausreichend über einschlägige Fragen zu informieren.

Dr. med. THEODOR VATERNAHM.

Inhaltsverzeichnis.

Arzneiverordnung.

Bestimmungen über wirtschaftliche Arzneiverordnung in der Krankenversicherung (BwA).

Vom 24. August 1935

(auf Grund des § 368i Abs. 1 Nr. 1 und Abs. 3 der RVO).

I. Wirtschaftliche Arzneiverordnung.

A. Allgemeines.

1. Während in der privatärztlichen Tätigkeit der Kranke die Kosten für den Arzneiverbrauch allein und unmittelbar trägt, erfolgt die Bezahlung der Arznei in der Krankenversicherung im wesentlichen durch einen Dritten, nämlich durch die Krankenkasse.

Diese besondere, von den gesetzlichen Vorschriften abhängige Eigenart muß bei der kassenärztlichen Verordnungsweise stets sorgfältig beachtet werden.

2. Nach dem Gesetz hat der Versicherte Anspruch auf ausreichende und zweckmäßige Krankenpflege. Die Krankenpflege, zu der auch die Versorgung mit Arzneien gehört, darf jedoch das Maß des Notwendigen nicht überschreiten.

3. Bei aller gebotenen Sparsamkeit darf die Krankenhilfe nicht minderwertig sein. Kann aber der Heilzweck durch billigere Heilmittel oder -kuren erreicht werden, so darf der Kassenarzt kostspieligere auch dann nicht verordnen, wenn der Versicherte sie verlangt.

4. Der Kassenarzt ist verpflichtet, den Kranken ausreichend und zweckmäßig zu behandeln. Die Behandlung darf das Maß des Notwendigen nicht überschreiten. Der Kassenarzt hat eine Behandlung, die nicht oder nicht mehr notwendig ist, abzulehnen, die Heilmaßnahmen, insbesondere die Arznei, die Heil- und Stärkungsmittel, nach Art und Umfang wirtschaftlich zu verordnen und auch sonst bei Erfüllung der ihm obliegenden Verpflichtungen die Kasse vor Ausgaben soweit zu bewahren, als die Natur seiner Dienstleistungen es zuläßt.

5. Vertreter und Assistenten der Kassenärzte müssen mit den Vorschriften über wirtschaftliche Arzneiverordnung rechtzeitig vertraut gemacht werden. Für ihre Verstöße haftet der Kassenarzt wie für die eigenen.

B. Verordnungsregeln.

1. Nicht jede Beratung erfordert ein Rezept. Sehr oft können Arzneien durch einfache hygienische, physikalische oder diätetische Maßnahmen ersetzt werden. Deshalb prüfe der Kassenarzt, bevor

1   Vaternahm, Vorschriften und Richtlinien

er ein Rezept ausschreibt, ob in dem vorliegenden Falle eine Arzneiverordnung nicht entbehrt werden kann. Bei Verordnungen, mit denen lediglich eine suggestive Wirkung erzielt werden soll, ist ganz besondere Sparsamkeit zu beobachten.

2. Die Arzneiverordnung soll in der Regel nicht mehr als ein Mittel für den gleichen Zweck enthalten. Die gleichzeitige Verordnung mehrerer ähnlich oder gleichartig wirkender Arzneien ist möglichst zu vermeiden.

3. Von ähnlich oder gleichartig wirkenden Mitteln ist, abgesehen von besonderen Ausnahmefällen, immer das wohlfeilste in der wirtschaftlichen Form und Menge zu verordnen.

Es kann billiger sein, Arzneimittel mit wortgeschützten Namen unter ihren chemischen oder handelsüblichen ungeschützten Bezeichnungen zu verschreiben. Die Bezeichnung „Ersatz“ in Verbindung mit dem wortgeschützten Namen ist unzulässig.

Das Verschreiben von wohlfeilen, nicht gemischten, nicht geteilten und nicht gelösten Handverkaufsmitteln ohne schriftliche Gebrauchsanweisung stellt die billigste Art der Arzneiverordnung dar. Von dieser Verschreibungsart ohne schriftliche Gebrauchsanweisung soll nur dann Gebrauch gemacht werden, wenn die betreffenden Mittel nicht von den Kranken selbst in eine andere Form übergeführt werden müssen.

4. Die Menge des verordneten Arzneimittels ist in genauen Ziffern anzugeben (nicht „eine Packung“, „eine halbe Dosis“ usw.).

Ihre Bestimmung richtet sich in erster Linie nach der voraussichtlichen Dauer des Bedarfs, die oft kürzer sein wird als die Dauer der Krankheit. Zu große Gaben führen nach der Erfahrung zur Arzneivergeudung, aber auch zu kleine Gaben können unwirtschaftlich sein.

Bei chronischen Erkrankungen verordnet man in der Regel für den Bedarf einer Woche, bei akuten Leiden für wenige Tage. Leicht verderbliche Arzneien (z. B. *Infusum Digitalis* und *Mixtura solvens*) dürfen nur für wenige Tage verordnet werden.

Art und Menge der vom Kranken bereits verbrauchten Mittel sind zu berücksichtigen. Dabei ist insbesondere auf Arzneimißbrauch (Narkotica) zu achten.

5. Nach dem Deutschen Arzneibuch entsprechen

20 Tropfen einer wäßrigen Lösung	1,0 g
1 Teelöffel	5 cm³
1 Eßlöffel	15 cm³

Für die Zubereitung einer Tasse Teeaufguß genügt im allgemeinen ein Eßlöffel (etwa 5 g) Tee, bei gemischten Tees ein gehäufter

Eßlöffel. Bei einem täglichen Verbrauch von drei Tassen entsprechen 50 g Tee dem Bedarf einer halben Woche.

Von stark wirkenden Tinkturen und Fluidextrakten genügen im allgemeinen 10 bis 20 g.

Die Gefäßgrenzen sind bei jeder Mengenbestimmung sorgfältig zu beobachten.

Der Zusatz „*ad* . . .“ sowie „*ad dos* . . .“ rundet die Arzneimenge auf die Gewichtsgrenze ab. Wird durch das Fehlen dieses Zusatzes die Gewichtsgrenze auch nur um 1 mg überschritten, so darf der Apotheker das nächstgrößere Gefäß berechnen, und zwar auch dann, wenn es nicht verwendet wird.

Beispiel 1.

Richtig:	Falsch:
Zinc. sulf. 0,5	*Zinc sulf. 0,5*
Aqu. dest. ad 200,0	*Aqu. dest. 200,0*
= 1,05 RM	= 1,15 RM

Als Berechnungsgrenzen gelten bei

Flaschen 20, 100, 200, 300, 500 g,
graue Kruken 100, 200, 300, 400, 500 g,
Schachteln 20, 50, 100, 200 g,
Pulverkästchen 6 und 12 Stück.

6. Die Arbeitspreisgrenzen des Apothekers sind bei der Bemessung der verordneten Menge genau zu berücksichtigen.

Der gleiche Arbeitspreis wird bei Flüssigkeiten bis zu 300 g, bei Pulvern, Tees und Salben bis zu 100 g, bei Pillen für 30 Stück, bei Zäpfchen für 3 Stück, bei abgeteilten Pulvern für 6 Stück berechnet.

Bei Überschreitungen der angegebenen Gewichtsmengen, Stückzahlen, wird für jede darüber hinausgehende kleinere bis gleichgroße Menge ein Zuschlag von 0,20 RM erhoben.

Die nachstehenden Berechnungsgrundsätze für Rezeptformeln sind genau zu beachten:

Der Preis setzt sich zusammen aus:

    I. dem Preis des Arzneimittels selbst;
   II. dem Arbeitspreis des Apothekers (Zurichtung der in der Apotheke anzufertigenden Arzneien);
  III. dem Preis des Gefäßes.

ad I. Der Preis der Arzneimittel richtet sich nach der entsprechenden Taxe. Bei Handverkaufsmitteln wird nur das Arzneimittel selbst und das Gefäß berechnet, Arbeitspreise kommen hier nicht in Anrechnung.

1*

ad II. Die Arbeitspreise machen bei den eigentlichen Rezepten einen wesentlichen Teil der Gesamtkosten des Medikamentes aus. Deshalb soll jedes Rezept so einfach wie möglich sein.

Es werden berechnet für Zubereitung und Herrichtung zur Abgabe einer Arznei:

a) für einfache Arzneimittel, Mischungen von Flüssigkeiten bis 300 g, für Teemischungen bis 100 g 0,25 RM.

b) für Lösungen und Anreibungen bis zu 300 g einschließlich einer Teilung bis zu 6 Teilen; für Pulver, für Bereitung von Latwergen, Pasten, Salben, Pflastern bis 100 g und Teilung bis zu 6 Teilen; für die Bereitung von Tabletten oder Pastillen bis zu 6 Stück, von Pillen oder Körnern bis zu 30 Stück; für die Bereitung von Kugeln, Zäpfchen, Stäbchen bis zu 3 Stück 0,55 RM.

c) für Abkochungen, Abgüsse, Emulsionen, Saturationen, Salepschleim bis zu 300 g, einschließlich einer Teilung bis zu 6 Teilen 0,80 RM.

Abdampfen bis zu 100 g einer Flüssigkeit 0,80 RM.
Sterilisieren bis 300 g 0,80 RM.

Für die Inanspruchnahme der Apotheke in der Zeit von 20 Uhr bis 7 Uhr, in einzelnen Landapotheken auch sonntags nach 13 Uhr, wird eine Zusatzgebühr (Nachttaxe) von 1 RM berechnet. Alle zur Nachtzeit verordneten Rezepte sind mit dem Zeichen *„Noctu"* und der Zeitangabe zu versehen. Hierbei wird vorausgesetzt, daß die Anfertigung der Verordnung noch in der Nacht notwendig ist.

Bei der Abgabe einer Arznei, die der Verordnung über das Verschreiben Betäubungsmittel enthaltender Arzneien unterliegt, ist der Apotheker berechtigt, eine Zusatzgebühr von 0,20 RM zu erheben.

7. Den nach Rezeptur herzustellenden Arzneien ist eine schriftliche Gebrauchsanweisung beizufügen, bei Handverkaufsartikeln und abgabefertigen Packungen jedoch nur im Bedarfsfalle.

8. Wiederholungen sollen nicht wahllos erfolgen; vor jeder Wiederholung hat der Arzt vielmehr zu prüfen, ob die verbrauchte Menge mit der vorgesehenen Anwendungszeit übereinstimmt.

Bei allen Wiederholungen ist stets die vollständige Arzneiverordnung erneut zu verschreiben. Wiederholungsvermerke, wie *„Reiteretur"*, „wie gehabt" u. dgl., sind unstatthaft. Soweit der Arzt keine hygienischen oder sonstigen Bedenken trägt, muß er Wiederholungsrezepte mit dem Vermerk „Gefäß zurück" versehen.

9. Unter Arzneiformen von gleicher Wirksamkeit und annähernd gleichem Preis ist diejenige zu wählen, die ihre nochmalige Verordnung voraussichtlich entbehrlich macht.

Pillen oder vorrätige Tabletten sind billiger als Lösungen, abgeteilte Pulver, Kapseln und ähnliche Arzneiformen.

Flüssige Auszüge *(Extracta fluida)* sind haltbarer als Aufgüsse, Abkochungen und Auszüge.

10. Von Teemischungen ist die Verordnung der in der „Deutschen Arzneitaxe" aufgeführten besonders billig. Die Mischung gebräuchlicher Teearten kann in geeigneten Fällen dem Kranken überlassen werden.

11. Abgeteilte Pulver und Mixturen sind nach Möglichkeit durch Tabletten und Schachtelpulver zu ersetzen.

Tabletten in abgabefertigen Packungen sind häufig eine wohlfeilere Verordnungsart, als wenn die Tabletten lose abgegeben werden. Der Arzt muß daher bei der Verordnung von Tabletten auf die richtige Wiedergabe der gewichtsmäßigen Menge und der ziffernmäßigen Größe der abgabefertigen Packung *(OP.)* achten. Fehlt bei der Verordnung die Formbezeichnung „Tabletten", so ist der Apotheker zur Abgabe teuerer Formen, z. B. Pulver, berechtigt.

Bei dem Verschreiben von Tabletten u. dgl. in Originalpackung muß die Stückzahl und, wenn diese in Originalpackungen mit verschiedenem Gehalt an wirksamen Stoffen im Handel sind, die Gewichtsmenge des wesentlichen bzw. wirksamen Bestandteiles oder die Größe der einzelnen Tabletten angegeben werden.

Beispiel 2.

Richtig:	Falsch:
Acid. acetylosalicyl.-Tabl. 0,5 10 St. = 0,15 RM.	*Acid. acetylosalicyl.-Tabl. 0,5 d. tal.* dos. X = 1,00 RM.

Beim Verschreiben von Tabletten u. dgl. in Originalpackung muß außer der Stückzahl auch die Gewichtsmenge der einzelnen Tablette angegeben werden.

Beispiel 3.

Richtig:	Falsch:
Dimethylaminophenazon. *Tabl. 0,1 OP. Nr. X*	*Dimethylaminophenazon.* 1 Röhre.

12. Spezialitäten (abgabefertige Packungen) sind möglichst ungemischt und in den vorgeschriebenen Formen, Gaben oder Packungen — Original *(OP.)* —, nicht aber in angebrochenen Packungen (abgesehen von starkwirkenden Mitteln) zu verordnen.

13. Bei der Verschreibung von Pillen ist zu beachten, daß die Wahl der Pillengrundlage dem Apotheker durch das Deutsche Arzneibuch, 6. Ausgabe, vorgeschrieben ist.

14. Die Notwendigkeit von Zusätzen zur Verbesserung des Geschmacks, des Geruchs oder der Farbe ist sorgfältig zu prüfen.

15. Als Salbengrundlagen sind *Vaselinum flavum*, *Lanolin* und *Adeps lanae anhydricus*, *Unguentum molle*, *Unguentum simplex*, für Augensalben ist *Vaselinum album* zu bevorzugen.

16. Größte Sparsamkeit ist bei hautreizenden Einreibungen zu beobachten, besonders wenn es sich um eine solche spirituöser Art handelt. Je nach Konsistenz und Preis sollen mit einer Verordnung in der Regel nicht mehr als 100 g verordnet werden.

17. Bei der Verordnung von likörartigen Eisenpräparaten hat der Arzt die Notwendigkeit der Verordnung und die Möglichkeit des Ersatzes durch feste Eisenpräparate besonders sorgfältig zu prüfen.

18. Neue Arzneimittel soll der Kassenarzt nur dann verordnen, wenn er sich nach pflichtmäßigem Ermessen davon überzeugt hat, daß ihre angepriesene Wirkung durch gründliche wissenschaftliche und praktische Untersuchungen gewährleistet ist.

19. Bei Hoden-, Eierstock- sowie Sexualhormonpräparaten hat der Kassenarzt wegen des hohen Preises dieser Erzeugnisse die therapeutische Notwendigkeit der Verordnung besonders sorgfältig zu prüfen. Eine wahllose oder trotz Mißerfolges fortgesetzte Anwendung muß unterbleiben. Von den reinen Hoden-, Eierstock- und Sexualhormonen sollen nur die standardisierten verordnet werden. Von den Hoden- und Eierstocksextrakten oder Gesamtdrüsenpräparaten sollen nur diejenigen verordnet werden, deren spezifische Wirkung dem verordnenden Arzte nach pflichtgemäßem Ermessen durch eine wirklich exakte biologische Prüfung mit Sicherheit gewährleistet erscheint.

20. Spiritus soll in der Regel als *Spiritus dilutus* und nur sparsam verordnet werden.

21. Mit Verbandmitteln und Verbandstoffen ist wirtschaftlich und sparsam umzugehen, Cambricbinden dürfen nur verwendet werden, wenn andere Binden nicht geeignet sind. Gebrauchte Binden können häufig durch Waschen wieder verwendbar gemacht werden.

In geeigneten Fällen sollen Arzneistoffe zu Umschlägen, einfachen Spülungen, Verband- und Gurgelwässern entweder als Stoffe (Substanzen) oder in konzentrierter Lösung verordnet werden. Lösungen oder weitere Verdünnungen sind vom Kranken selbst oder seinen Angehörigen herzustellen.

Art und Breite der Binden sind genau anzugeben.

22. Patenttropfflaschen sind nur bei starkwirkenden Arzneien (z. B. Arseniktropfen) zu verordnen. In anderen Fällen genügen Tropfgläser mit Korkstopfen („homöopathische Gläser“).

Bei der Augenbehandlung sollen Gläser mit eingeschliffener Pipette nur in besonderen Fällen verwendet werden.

23. Eine besonders schwere Verantwortung trägt der Arzt bei der Verschreibung von Opiaten, Cocain und starkwirkenden Schlafmitteln.

Die besonderen Vorschriften des Betäubungsmittelgesetzes (insbesondere Höchstabgabe, Morphinbuch, Cocainbuch) sind gewissenhaft zu beachten.

24. Nach der Preußischen Gebührenordnung für approbierte Ärzte und Zahnärzte kann der Arzt die in der Sprechstunde für den einzelnen Kranken verbrauchten Medikamente usw. in Rechnung stellen. Wo in Abänderung dieser Bestimmung örtlich vereinbart ist, daß der Sprechstundenbedarf ohne Angabe der Namen der Kranken für Rechnung der Kasse verschrieben werden darf, gelten als Sprechstundenbedarf nur solche Mittel, deren Einzelpackungen tatsächlich bei mehreren Kranken hintereinander und in den Behandlungsräumen des Arztes Anwendung finden. Verordnungen über Arzneien und Verbandstoffe, die nur für einen Kranken oder außerhalb der Behandlungsräume des Arztes verbraucht werden, stellen keinen Sprechstundenbedarf dar und müssen daher auf den Namen des einzelnen Kranken ausgestellt werden. Es darf stets nur der Bedarf für etwa einen Monat angefordert werden.

25. Grundsätzlich verboten sind folgende Verordnungen:

a) Sämtliche Weine und sonstigen alkoholhaltigen Genußmittel ohne ausgesprochenen therapeutischen Effekt (ausgenommen in Fällen drohender Lebensgefahr),

b) Mineralwässer ohne ausgesprochene therapeutische Wirkung,

c) sämtliche Brausesalze,

d) sämtliche Badezusätze ohne ausgesprochene therapeutische Wirkung,

e) sämtliche kosmetischen Mittel, die zur Reinigung, Pflege, Färbung und Verschönerung der Haut, des Haares, der Nägel, der Zähne oder der Mundhöhle dienen,

f) sämtliche Präparate, die zur Anreizung und Verstärkung des Sexualtriebes dienen,

g) sämtliche Präparate, die zur Empfängnisverhütung dienen,

h) Mittel zur Fruchtabtreibung, und zwar auch dann, wenn sie als Mittel gegen Regel-, Perioden- oder Menstruationsstörungen angekündigt werden,

i) alle Mittel gegen Trunksucht,

j) sämtliche Präparate, die als Näschereien angesehen werden können, auch wenn sie Arzneistoffe enthalten,

k) sämtliche Präparate der amtlichen Geheimmittelliste.

26. Die Verordnung von Nähr- und Stärkungsmitteln ist besonders zu beantragen, sofern nicht die Gesamtverträge hierüber Bestimmungen getroffen haben.

Betäubungsmittelgesetz.
(Opiumgesetz)

(Nach der VO. des RMdI. über **das Verschreiben Betäubungsmittel** (Btm.) enthaltender Arzneien und ihre Abgabe in den Apotheken (Apoth.), vom 19. 12. 30, in der derzeit geltenden Fassung der VO. vom 31. 7. 43.) (Auszugsweise.)

A. Allgemeine Bestimmungen.

§ 6. Die Arzneien dürfen nur von Ärzten, Zahnärzten (oder Tierärzten) und nur dann verschrieben werden, wenn die Anwendung des Btm. ärztlich, zahnärztlich (oder tierärztlich) begründet ist.

§ 7. (1) Arzneien, die mehr als ein Btm. enthalten, dürfen nicht verschrieben werden.

(2) Arzneien, die *Cocablätter* oder Zubereitungen von *Cocablättern* oder *Ekgonin* oder einen Ester des *Morphins*, ausgenommen *Diacetylmorphin (Heroin)*, enthalten, dürfen nicht verschrieben werden.

B. Das Verschreiben.

Nach dem § 8 (1) dürfen: *Opium*[1], *Morphin, Heroin, Dicodid, Dilaudid, Eukodal, Paramorfan, Acedicon, Morphin-N-oxyd, Genomorphin, Narcophin, Laudanon, Pantopon* oder die dem *Laudanon* oder *Pantopon* ähnlichen Zubereitungen oder *Dolantin, Aktedron, Benzedrin, Elastonon, Pervitin* in Substanz nicht verschrieben werden. Nach § 8 (2): Arzneien, die mehr als 15 vom Hundert *Morphin* oder *Diacetylmorphin (Heroin)* enthalten, dürfen nicht verschrieben werden. Das gleiche gilt für Arzneien, die in Tablettenform mehr als 30 vom Hundert, in den übrigen Arzneiformen mehr als 15 vom Hundert *Dicodid* oder *Dilaudid* oder *Eukodal* oder *Paramorfan* oder *Acedicon* oder *Morphin-N-oxyd, Genomorphin* oder *Narcophin* oder *Laudanon* oder *Pantopon* oder einer dem *Laudanon* oder *Pantopon* ähnlichen Zubereitung enthalten.

---

[1] Im Gesetz jeweils auch die wissenschaftlichen Namen der Arzneien.

§ 9. (1) bestimmt: Der Arzt oder der Zahnarzt darf für einen Kranken an einem Tage Arzneien verschreiben, die entweder bis 2 g *Opium* oder die entsprechende Menge einer Opiumzubereitung oder bis 0,2 g *Morphin* oder bis 0,4 g *Narcophin* oder *Laudanon* oder *Pantopon* oder einer dem *Laudanon* oder *Pantopon* ähnlichen Zubereitung, oder bis 0,2 g *Dicodid* oder *Eukodal* oder *Paramorfan* oder *Acedicon* oder *Morphin-N-oxyd*, *Genomorphin* oder bis 0,03 g *Heroin* oder *Dilaudid* oder bis 1 g *Dolantin* oder bis 0,2 g *Aktedron, Benzedrin, Elastonon*, zur Anwendung am Auge jedoch bis 0,5 g, oder bis 0,1 g *Pervitin* enthalten.

§ 9 (2) In besonderen Fällen darf der Arzt an einem Tage für einen Kranken Arzneien verschreiben, die mehr als 2 g *Opium* oder die entsprechende Menge einer Opiumzubereitung oder mehr als 0,2 g *Morphin* enthalten; in solchen Fällen hat er in einem besonderen mit fortlaufenden Seitenzahlen versehenem Buche (**Morphinbuch**) Aufzeichnungen über den Krankheitsfall zu machen, aus denen der Name, die Wohnung und das Alter des Kranken sowie die vom Arzt festgestellte Erkrankung, die das Überschreiten der im Absatz 1 für *Morphin* oder *Opium* angegebenen Menge notwendig macht, zu ersehen sein müssen. Anschließend an diese Angabe hat der Arzt jeweils den Tag des Verschreibens, die in der Arznei enthaltene Menge des *Morphins*, des *Opiums* oder der Opiumzubereitung sowie den Zeitraum, für den die Arznei verschrieben wird, anzugeben. Ist die Arznei für einen Btm.-Süchtigen bestimmt, so hat der Arzt in dem **Morphinbuch** außerdem die folgenden Fragen zu beantworten:

Welche Btm.-Sucht liegt vor? — Seit wann? — Haben Entziehungskuren stattgefunden? — Bejahendenfalls: wann, in welcher Anstalt oder bei welchem Arzte, mit welchem Erfolge? — Welche Menge des Btm. wird angeblich täglich gebraucht? — Welche Menge des Btm. wird an dem Zeitpunkt, an dem diese Aufzeichnungen gemacht werden, für ärztlich begründet gehalten? — Warum wird zurzeit keine Entziehungskur eingeleitet? — Wann soll sie eingeleitet werden?

Auf der Verschreibung (§19) hat der Arzt in den Fällen dieses Absatzes vor der Namensunterschrift den eigenhändigen Vermerk „**Eingetragene Verschreibung**" anzubringen.

§ 9. (3) Der Arzt darf für den Bedarf in seiner Praxis an einem Tage Arzneien verschreiben, die entweder bis 2 g *Opium* oder die entsprechende Menge einer Opiumzubereitung oder bis 0,2 g *Morphin* oder bis 0,4 g *Narcophin* oder *Laudanon* oder *Pantopon* oder einer dem *Laudanon* oder *Pantopon* ähnlichen Zubereitung oder bis 0,2 g *Dicodid* oder *Eukodal* oder *Paramorfan* oder *Acedicon* oder

Morphin-N-oxyd, Genomorphin oder bis 0,03 g *Heroin* oder *Dilaudid* oder bis 1 g *Dolantin* oder bis 0,2 g *Aktedron, Benzedrin,Elastonon*, zur Anwendung am Auge jedoch bis 0,5 g oder bis 0,1 g *Pervitin* enthalten.

§ 11. Das **Morphinbuch** (§ 9 Abs. 2) ist mindestens 5 Jahre, vom Zeitpunkt der letzten Eintragung gerechnet, aufzubewahren und dem zuständigen beamteten Arzte ... auf Verlangen vorzulegen.

C. Das Verschreiben Cocain enthaltender Arzneien.

§ 12. *Cocain* in Substanz darf nicht verschrieben werden.

§ 13. (1) *Cocain* enthaltende Arzneien für einen Kranken zu dessen eigenem Gebrauch darf der Arzt nur in Form der Lösung oder der Salbe und nur dann verschreiben, wenn der beabsichtigte Zweck auf andere Weise nicht erreicht werden kann. Unter dieser Voraussetzung darf er zur Anwendung am Auge eine Lösung oder Salbe verschreiben, die nicht mehr als 2 vom Hundert *Cocain* enthält; zu anderen Zwecken darf er eine Lösung verschreiben, die nicht mehr als 1 vom Hundert *Cocain* und zugleich nicht weniger als 0,1 vom Hundert *Atropinsulfat* enthält.

(2) Die Menge der von dem Arzt an einem Tage für einen Kranken zu dessen eigenem Gebrauch verschriebenen *Cocains* darf nicht mehr als 0,1 g betragen.

(3) Auf jeder Verschreibung (§ 19) einer *Cocain* enthaltenden Arznei für einen Kranken zu dessen eigenem Gebrauch hat der Arzt vor der Namensunterschrift den eigenhändigen Vermerk „**Eingetragene Verschreibung**" anzubringen. Ist die Arznei zur Anwendung am Auge bestimmt, so ist in der Gebrauchsanweisung dieser Verwendungszweck anzugeben.

§ 14. (1) *Cocain* enthaltende Arzneien für den Bedarf in seiner Praxis darf der Arzt nur zu Eingriffen am Auge, am Kehlkopf, an der Nase und am Ohr, der Arzt oder Zahnarzt nur zu chirurgischen Eingriffen am Rachen und Kiefer verschreiben, und zwar nur dann, wenn die beabsichtigte Schmerzbetäubung auf andere Weise nicht möglich ist und die Arznei zum Aufbringen auf das Auge oder auf die Schleimhäute der genannten Körperteile bestimmt ist. *Cocain* darf für diese Zwecke vom Arzt nur in Form der Lösung mit einem Gehalt bis 20 vom Hundert *Cocain* oder in Form der zur Anwendung am Auge bestimmten Tabletten oder in Form der Salben mit einem Gehalt bis 2 vom Hundert *Cocain*, vom Zahnarzt nur in Form der Lösung mit einem Gehalt bis 20 vom Hundert *Cocain* verschrieben werden. Auf jeder Verschreibung (§ 19) einer *Cocain* enthaltenden Arznei für den Bedarf in seiner Praxis hat der Arzt oder Zahnarzt vor der Namensunterschrift den eigenhändigen Vermerk „Eingetragene Verschreibung" anzubringen.

§ 14. (2) Die Menge des vom Arzt oder Zahnarzt an einem Tage für den Bedarf in seiner Praxis verschriebenen *Cocains* darf nicht mehr als 1 g betragen.

§ 15. Über jede Verschreibung einer *Cocain* enthaltenden Arznei hat der Arzt oder Zahnarzt in einem besonderen mit fortlaufenden Seitenzahlen versehenen Buch (**Cocainbuch**) Aufzeichnungen zu machen. Bei Verschreibungen für einen Kranken zu dessen eigenem Gebrauch (§ 13) hat der Arzt in dem Buch den Namen des Kranken, die vom Arzt festgestellte Erkrankung, die das Verschreiben einer *Cocain* enthaltenden Arznei notwendig macht, den Tag des Verschreibens und die Menge des in der Arznei enthaltenen *Cocains* einzutragen. Bei Verschreibungen für den Bedarf in seiner Praxis (§ 14) hat der Arzt oder Zahnarzt den Tag des Verschreibens und die Menge des in der Arznei enthaltenen *Cocains* einzutragen.

§ 18. Das **Cocainbuch** (§ 15) ist mindestens 5 Jahre, vom Zeitpunkt der letzten Eintragung gerechnet, aufzubewahren und dem zuständigen beamteten Arzt ... auf Verlangen vorzulegen.

D. *Form und Inhalt der Verschreibung.*

§ 19. (1) Die Verschreibungen müssen außer der Angabe der Bestandteile der Arznei und ihrer Mengen folgende Angaben enthalten:

a) Name des Arztes, Zahnarztes ...., seine Berufsbezeichnung und seine Anschrift,

b) Tag des Ausstellens,

c) eine ausdrückliche Gebrauchsanweisung — bei Verschreibungen *Cocain* oder *Phenylaminopropan (Aktedron, Benzedrin, Elastonon)* enthaltender Arzneien für einen Kranken zur Anwendung am Auge außerdem die Angabe dieses Verwendungszwecks —,

d) Name und Wohnung des Kranken, für den die Arznei bestimmt ist, ...,

e) eigenhändige, ungekürzte Namensunterschrift des Arztes, Zahnarztes ....,

f) in Fällen, wo dies in § 9 Abs. 2, ..., § 13 Abs. 3, § 14 Abs. 1 und ... vorgeschrieben ist, vor der Namensunterschrift den eigenhändigen Vermerk „**Eingetragene Verschreibung**".

(2) Die in Abs. 1 vorgeschriebenen Angaben sind mit Tinte oder Tintenstift zu machen, die unter Buchstabe a) vorgeschriebenen jedoch nur, wenn sie nicht aufgedruckt oder aufgestempelt sind.

§ 20. Die Verschreibungen dürfen weder vor- noch zurückdatiert werden.

Maximaldosen.

Tabelle enthaltend die größten Gaben *(Maximaldosen)* einiger Arzneimittel **für den erwachsenen Menschen** (DAB. 6, Anlage VIII).

Ist eines der nachstehenden Mittel in einer Arznei zum inneren Gebrauch (zum Einnehmen) in solchen Mengen enthalten, daß bei dem vorgeschriebenen Gebrauch die nachstehende größte Einzelgabe oder größte Tagesgabe, d. h. die sich auf 24 Std verteilende Menge, überschritten wird, so darf der Apotheker die Arznei nur dann abgeben, wenn der Arzt durch ein der Mengenangabe des betreffenden Mittels beigefügtes Ausrufungszeichen (!) sowie durch wörtliche Wiederholung der verordneten Menge zu erkennen gegeben hat, daß die Überschreitung der größten Gaben beabsichtigt war.

Dies gilt auch für die Verordnung der nachstehenden Mittel in der Form von Einspritzungen in und unter die Haut und Schleimhaut, in die Muskulatur und andere Organe, in die Blutbahn, in den Rückenmarkkanal, in geschlossene Körperhöhlen und für die Einverleibung durch Suppositorien. Den Einspritzungen sind die Aufbringung auf die Schleimhäute, insbesondere durch Einstäubung, Einpinselung, Eintropfung, Eingießung, auch durch Klistier, gleichzuachten.

Wenn der Apotheker bei Berechnung der größten Gaben auf ärztliche Angaben stößt, wie Tee- oder Kaffeelöffel, Kinder- oder Dessertlöffel, oder Eßlöffel, so hat er für 1 Tee- oder Kaffeelöffel 5 cm³, für 1 Kinder- oder Dessertlöffel 10 cm³ und für 1 Eßlöffel 15 cm³ in Rechnung zu stellen.

	Größte Einzelgabe *Gramm*	Größte Tagesgabe *Gramm*
Acetanilidum	0,5	1,5
Acidum agaricinicum	0,1	—
Acidum arsenicosum	0,005	0,015
Acidum diaethylbarbituricum	0,75	1,5
Acidum phenylaethylbarbituricum	0,4	0,8
Aethylmorphinum hydrochloricum	0,1	0,3
Agaricinum	0,1	—
Amylenum hydratum	4,0	8,0
Amylium nitrosum	0,2	0,5
Antifebrin	0,5	1,5
Apomorphinum hydrochloricum	0,02	0,06
Aqua Amygdalarum amararum	2,0	6,0
Argentum nitricum	0,03	0,1
Arsacetin	0,2	—
Aspidinolfilicinum oleo solutum	20,0	20,0
Atropinum sulfuricum	0,001	0,003
Bromoformium	0,5	1,5

	Größte Einzelgabe *Gramm*	Größte Tagesgabe *Gramm*
Cantharides	0,05	0,15
Chloralum hydratum	3,0	6,0
Chloroformium (zum Einnehmen)	0,5	1,5
Cocainum hydrochloricum	0,05	0,15
Cocainum nitricum	0,05	0,15
Codeinum phosphoricum	0,1	0,3
Colchicinum	0,002	0,005
Diacetylmorphinum hydrochloricum	0,005	0,015
Dihydrooxycodeinonum hydrochloricum	0,03	0,1
Dionin	0,1	0,3
Emetinum hydrochloricum	0,05	0,1
Eukodal	0,03	0,1
Extractum Belladonnae	0,05	0,15
Extractum Colocynthidis	0,05	0,15
Extractum Filicis	10,0	10,0
Extractum Hyoscyami	0,15	0,5
Extractum Opii	0,075	0,25
Extractum Strychni	0,05	0,1
Filmaronöl	20,0	20,0
Folia Belladonnae	0,2	0,6
Folia Digitalis	0,2	1,0
Folia Hyoscyami	0,4	1,2
Folia Stramonii	0,2	0,6
Fructus Colocynthidis	0,3	1,0
Glandulae Thyreoideae siccatae	0,5	1,0
Gutti	0,3	1,0
Herba Lobeliae	0,1	0,3
Heroinum hydrochloricum	0,005	0,015
Homatropinum hydrobromicum	0,001	0,003
Hydragyrum bichloratum	0,02	0,06
Hydragyrum bijodatum	0,02	0,06
Hydragyrum chloratum (zu Einspritzungen)	0,1	—
Hydragyrum cyanatum	0,01	0,03
Hydragyrum oxycyanatum	0,01	0,03
Hydragyrum oxydatum	0,02	0,06
Hydragyrum oxydatum via hum. par.	0,02	0,06
Hydragyrum salicylicum	0,15	—
Hydrastininium choratum	0,05	0,15
Hydrastininium hydrochloricum	0,05	0,15
Kreosotum	0,5	1,5
Liquor Kalii arsenicosi	0,5	1,5
Lobelinum hydrochloricum	0,02	0,1
Luminal	0,4	0,8
Luminal-Natrium	0,4	0,8
Medinal	0,75	1,5
Methylsulfonalum	1,0	2,0
Morphinum hydrochloricum	0,03	0,1
Narcophin	0,03	0,1
Natrium acetylarsanilicum	0,2	—
Natrium diaethylbarbituricum	0,75	1,5

	Größte Einzelgabe *Gramm*	Größte Tagesgabe *Gramm*
Natrium nitrosum	0,3	1,0
Natrium phenylaethylbarbituricum	0,4	0,8
Nitroglycerinum solutum	0,1	0,4
Oleum Chenopodii anthelminthici	0,5	1,0
Oleum Crotonis	0,05	0,15
Opium concentratum und alle Zubereitungen, die etwa 50% Morphin und außerdem die Hauptmenge der übrigen Opiumbestandteile enthalten	0,03	0,1
Opium pulveratum	0,15	0,5
Papaverinum hydrochloricum	0,2	0,6
Paraldehyd	5,0	10,0
Phosphorus	0,001	0,003
Phosphorus solutus	0,2	0,6
Physostigminum salicylicum	0,001	0,003
Physostigminum sulfuricum	0,001	0,003
Pilocarpinum hydrochloricum	0,02	0,04
Pilulae asiaticae (0,001 g Acidum arsenicosum je Pille)	5 Stück	15 Stück
Plumbum aceticum	0,1	0,3
Podophyllinum	0,1	0,3
Pulvis Ipecacuanhae opiatus	1,5	5,0
Santoninum	0,1	0,3
Scopolaminum hydrobromicum	0,001	0,003
Semen Strychni	0,1	0,2
Strophantinum	0,001	0,005
Strychninum nitricum	0,005	0,01
Sulfonalum	1,0	2,0
Suprarenin (Adrenalin, Epirenan etc.)	0,001	—
Tartarus stibiatus	0,1	0,3
Theophyllinum	0,5	1,5
Tinctura Cantharidum	0,5	1,5
Tinctura Colchici	2,0	6,0
Tinctura Colocynthidis	1,0	3,0
Tinctura Digitalis	1,5	5,0
Tinctura Jodi	0,2	0,6
Tinctura Lobeliae	1,0	3,0
Tinctura Opii crocata	1,5	5,0
Tinctura Opii simplex	1,5	5,0
Tinctura Strophanthi	0,5	1,5
Tinctura Strychni	1,0	2,0
Trional	1,0	2,0
Veratrinum	0,002	0,005
Veronal	0,75	1,5
Veronal-Natrium	0,75	1,5
Yohimbinum hydrochloricum	0,03	0,1

Kinderdosen
der gebräuchlichsten Arzneimittel.
(Aus: PSCHYREMBEL, Klinisches Wörterbuch. 1952.)

Arzneimittel	Säuglinge	Kleinkinder	Schulkinder
Acid.acetylosalicylicum . .	0,1—0,15	0,2—0,3	0,3—0,5
Acid.arsenicosum	0,1—0,2 mg	0,5 mg	1 mg
Acid.phenylaethylbarbituricum	0,015—0,045	0,05—0,1	0,1—0,2
Adalin	0,15—0,25	0,25—0,3	0,5
Ammonium chloratum . . .	0,5—1,0	1,0—2,0	3,0—4,0
Apomorphin. hydrochlor. . . (Emetic.)	—	0,002—0,0025	0,003—0,005
Atropinum sulfuricum . . .	0,1—0,2 mg	0,2—03 mg	0,3—0,5 mg
Bismutum subnitricum. . .	0,1—0,15	0,2—0,3	0,3—0,5
Bromoformium	3—4 mal tgl. x + 2 (bis 4) Tropf. i. Wasser.*		
Bromural	0,15	0,3—0,45	0,45—0,6
Calcium bromatum (2—3 mal täglich)	0,2—0,3	0,4—0,6	1,0—1,5
Cardiazol	0,025—0,05	0,05	0,1
Chinum hydrochloricum . .	0,03—0,1	0,15—0,25	0,3—0,5
Chloralhydrat (rektal) . . .	0,25—0,5	0,5—1,0	1,0—2,0
Codeinum phosphoricum . .	0,001—0,002	0,003—0,01	0,01—0,02
Coffeinum Natrium benzoicum	0,02—0,05	0,1—0,2	0,2—0,3
Dicodid	—	0,001—0,002	0,003—0,005
Digitalisinfus	0,1—0,15	0,2—0,4	0,5—0,75
	(in 2—3 Tagen zu geben)		
Digalen, Digipurat (3 mal täglich)	3—5 Tropfen	6—8 Tropfen	9—15 Tropf.
Ephedrin	0,01—0,025	0,025—0,05	0,025—0,05
Ephetonin-Hustensaft (1—2 mal täglich)	0,5—1 cm³	1—2 cm³	4—5 cm³
Extractum Belladonnae (mehrmals täglich) . . .	0,002—0,003	0,003—0,005	0,01
Extractum Filicis	0,5 pro Lebensjahr. MD im Kindesalter 6,0		
Ferrum reductum (mehrmals täglich) . . .	0,05—0,1	0,1—0,2	0,2—0,5
Gelonida Aluminii subacetici (3—4 mal täglich)	—	0,5	0,5—1,0
Hexamethylentetramin . .	0,1—0,2	0,2—0,4	0,4—0,5
Hydragyrum chloratum . .	0,02—0,05	0,05—0,1	0,15—0,3
Hydragyrum jodatum . . .	0,005—0,01	0,01—0,03	0,03—0,04
Kalium jodatum	0,03—0,05	0,1—0,3	0,3—0,5
Liquor Ammonii anisati . .	2—3 Tropfen	4—8 Tropfen	10—15 Tropf.
Liquor Kalii arsenicosi . . 1:3 verdünnt (pro die) . .	1—2 Tropfen	3—5 Tropfen	8—10 Tropf.

* x = laufend. Lebensjhr. MD 30—40 Tr./Tag

Arzneimittel	Säuglinge	Kleinkinder	Schulkinder
Liquor Uzara	3—5 Tropfen	6—12 Tropf.	12—25 Tropf.
Lobelinum hydrochloricum .	0,001—0,003	0,005—0,01	0,01
Natrium bromatum	0,1—0,25	0,3—0,5	0,5—1,0
Natrium salicylicum	0,05—0,15	0,2—0,4	0,4—0,75
Noctal	—	0,05	0,05—0,1
Oleum camphoratum forte .	1 cm³	2 cm³	2—3 cm³
Oleum Chenopodii	so viele Tropfen, wie das Kind Jahre zählt, in Rizinusöl. MD 12 Tropfen.		
Opium concentratum 2%ig .	—	2 Tropfen	2—4 Tropfen
Papaverinum hydrochloricum	0,005—0,01	0,01—0,03	0,01—0,03
Paracodin	—	0,0025—0,005	0,005—0,01
Penicillin	2000 I. E. pro kg/Kgw. 3 stdl.		
Phenacetin	0,1	0,1—0,25	0,25—0,5
Pulvis Liquiritiae compos. .	1 Messersp.	½ Teelöffel	1 Teelöffel
Pulvis Magnesiae cum Rheo	1 Messersp.	½ Teelöffel	1 Teelöffel
Pyramidon	0,05—0,1	0,1—0,2	0,2—0,3
Radix Ipecacuanhae-Infus .	0,05—0,1	0,1—0,2	0,2—0,5
Salol	0,1—0,25	0,3—0,4	0,5—0,75
Salvarsan	0,01—0,025 pro kg	0,15	0,3
Santonin (pro die)	0,002—0,005	0,01—0,02	0,02—0,05
Solvochin	0,5 cm³	1—1,5 cm³	1—1,5 cm³
Somnifen.	2—5 Tropfen	5—10 Tropf.	10—20 Tropf.
Spirozid	0,005 steigend bis 0,25 pro die. Gesamtmenge 10,0—15,0.		
Sulfonamide	0,2—0,3 g/kg		
Strychninum nitricum . . .	0,1—0,2 mg	0,3—0,5 mg	1—2 mg
Tannalbin	0,25—0,5	0,5—1,0	0,5—1,0
Theobrominum Natr. salicylicum	—	0,2—0,3	0,3—0,5
Tinctura Opii simplex . . .	—	1—2 Tropfen	2—4 Tropfen
Transpulmin	0,25—0,5 cm³	0,5—1 cm³	0,5—2 cm³
Urethan	0,5—1,0	1,0—2,0	2,0—3,0

Verordnung von Heilmitteln.

Richtlinien des Reichsausschusses für Ärzte und Krankenkassen für die wirtschaftliche Verordnung von Heilmitteln.

Vom 24. Februar 1933.

Nach der Reichsversicherungsordnung gehört zur Krankenpflege als Regelleistung auch die Versorgung der Versicherten mit Brillen, Bruchbändern und anderen kleineren Heilmitteln. Als (freiwillige) Mehrleistung kann die Kasse auch größere Heilmittel oder einen Zuschuß dafür gewähren. Als größere Heilmittel gelten solche, deren Kosten den in der Kassensatzung festgesetzten Höchstbetrag für kleinere Heilmittel überschreiten. Setzt die Satzung keinen Höchstbetrag fest, so hat der Kassenvorstand nach pflichtmäßigem Ermessen zu bestimmen, bis zu welcher Preisgrenze er kleinere Heilmittel (etwa im Rahmen der Preise für Brillen oder Bruchbänder) gewährt.

Zur Prüfung des Anspruchs auf Heilmittel oder des etwa zu gewährenden Zuschusses für größere Heilmittel im Einzelfalle sind die Verordnungen über Heilmittel von der Krankenkasse zu genehmigen, sofern sie nicht von der vorherigen Prüfung bei einzelnen Mitteln absieht.

Bei jeder Verordnung eines Heilmittels ist die Krankheitsbezeichnung anzugeben.

Wenn die aufgeführten Heilmittel auf Grund einer der angegebenen Heilanzeigen verordnet werden, so genügt in vielen Fällen die Bezeichnung der Krankheit. Eine besondere Begründung ist jedoch notwendig, wenn eine bei der gleichen Heilanzeige zur Verfügung stehende wohlfeilere Behandlung nicht ausreicht.

Bei der Verordnung wegen anderer Heilanzeigen oder bei der Verordnung von Heilmitteln, die in den Richtlinien nicht aufgeführt sind und die infolge ihres Preises oder der wiederholten Verordnung erhebliche Kosten verursachen, ist eine besondere Begründung notwendig.

Die Krankenkassen sollen den Kassenärzten Preisverzeichnisse der gebräuchlichen Heilmittel zustellen und nach Bedarf ergänzen und berichtigen.

Medizinische Bäder und Badezusätze.

Im allgemeinen soll die Gesamtzahl der während einer Kur zu beantragenden Bäder 15 nicht überschreiten.

In vielen Fällen empfiehlt es sich, bei dem ersten Antrag nur wenige Bäder zu verordnen.

Dampfbäder oder Duschen und russisch-römische Bäder. Rheumatische Erkrankungen einschließlich chronischer Gelenkerkrankungen anderer Entstehung.

Kohlensäurebäder. Kreislaufstörungen, sofern sie von der Körperoberfläche her zu beeinflussen sind. Gegenanzeige: Dekompensierte Herzfehler.

Moorbäder, Moor- und Schlammpackungen. Chronisch-entzündliche Erkrankungen der Adnexe und der Gallenblase; chronischrheumatische Erkrankungen einschließlich chronischer Gelenkerkrankungen anderer Entstehung sowie chronische Neuritiden.

Schwefelbäder. Rheumatische, gonorrhoische und endokrine Gelenkerkrankungen, chronische Schwermetallvergiftungen, ausgedehnte pyogene Prozesse der Haut.

Solbäder. Chronisch-entzündliche Adnexerkrankungen und chronisch-rheumatische Erkrankungen einschließlich chronischer Gelenkerkrankungen anderer Entstehung sowie chronische Neuritiden. Kreislaufstörungen, sofern sie von der Körperoberfläche her zu beeinflussen sind; chronische Lymphdrüsenerkrankungen der Kinder.

Subaquale Darmbäder. Uretersteine.

Teerbäder. Chronische Ekzeme. Schuppenflechte.

Hydrotherapeutische Behandlung.

Halbbäder mit Übergießungen, Packungen, Duschen usw. zur Anregung und Übung der Hautgefäße, z. B. bei peripheren Kreislaufstörungen funktioneller und psychischer Art. Nicht organisch bedingte Schmerzzustände (z. B. habituelle Kopfschmerzen).

Bruchbänder.

Leisten- und Schenkelbrüche. Unmittelbar nach einer Bruchoperation ist die Verordnung eines Bruchbandes im allgemeinen nicht erforderlich.

Einlagen.

1. *Fabrikate* (das Material muß die genaue Anpassung an die Form des Fußes gestatten): Belastungsbeschwerden der Füße.

2. Nach dem Fuß oder nach Fußabdruck zu *formende Einlagen* und *Modelleinlagen* nach Gipsabdruck (die Wirkung der Einlagen ist in jedem Falle vom Arzt nachzuprüfen): a) Platt-, Spreiz-, Knick- und Hohlfuß sowie X-Beine der Kinder; b) mittelschwer und schwer deformierter Fuß; c) zur Nachbehandlung kontrakter und entzündlicher Platt-, Spreiz-, Knick- und Hohlfüße; d) wenn bei Belastungsbeschwerden der Füße Einlagen nach 1 nicht ausreichen.

Gummistrümpfe.

Schwere krampfhafte Stauungen bei Krampfadern. Gegenanzeige: Varicöses Ulcus, Thrombophlebitis.

Haustrinkkuren mit „natürlichen Heilquellen“.

Im allgemeinen soll die Gesamtzahl der während einer Kur zu beantragenden Flaschen 20 nicht überschreiten. In vielen Fällen empfiehlt es sich, bei dem ersten Antrage nur wenige Flaschen zu verordnen.

Alkalische Wässer. Katarrhe der oberen Luftwege, superazide Magenkatarrhe, in Latenz übergeführte Magen- und Dünndarmgeschwüre. (Zur Unterstützung der diätetischen Behandlung).

Arsen-Eisenwässer. Anämien bei besonders empfindlichem Magen.

Erdig-alkalische Wässer. Entzündliche Erkrankungen der ableitenden Harnwege. (Nicht bei Gonorrhoe.)

Kochsalzwässer. Chronisch-katarrhalische Erkrankungen des Magens und Darmkanals. Katarrhe der oberen Luftwege.

Schwefelwässer. Katarrhe der oberen Luftwege, Schwermetallvergiftungen, rheumatische Erkrankungen einschließlich chronischer Gelenkerkrankungen.

Sulfatwässer. Katarrhalische Erkrankungen der Verdauungsorgane einschließlich der Gallenwege.

Da die Heilanzeigen für Haustrinkkuren bei Stoffwechselerkrankungen noch umstritten sind, werden sie hier nicht angeführt.

Leibbinden.

Krankhafte Erschlaffung der Bauchmuskulatur (in vielen Fällen genügt die Idealbinde, auch nach Operationen).

Anträge auf Maßanfertigung sollen nur bei außergewöhnlichen Formveränderungen gestellt werden, und zwar mit besonderer Begründung.

Anträge auf Leibbinden mit Pelotte sind besonders zu begründen.

Orthopädische Schuhe.

(Gewöhnliche fertige oder Maßschuhe gelten — auch mit eingearbeiteten Einlagen — nicht als orthopädische Schuhe).

Schwere Fußdeformitäten, Ausgleich von Verkürzungen **über** 3 cm.

Verordnung von physikalischen Heilmethoden.
Richtlinien für die Anwendung elektro-physikalischer Heilmethoden.
Vom 26. April 1932.

Die nachfolgenden Richtlinien sollen als Anhalt dienen für die Anwendung, Nachprüfung und gegebenenfalls Genehmigung elektro-physikalischer Heilmethoden.

Indikationen, die hier nicht erwähnt sind, bedürfen besonderer Begründung.

In der Regel sind die aufgeführten Behandlungsserien einzuhalten. Abweichungen und Wiederholungen müssen besonders begründet werden.

In Fällen, in denen die vorgeschlagene Behandlungsmethode bei der betreffenden Erkrankung wenige oder gar keine Erfolge aufzuweisen hat, ist von der Beantragung abzusehen. Bei den Anträgen muß in allen Fällen neben der genauen Diagnose angegeben werden, aus welchem Grunde die Behandlung vorgeschlagen wird. Es ist z. B. anzugeben, daß bei einer Hauterkrankung eine Salbenbehandlung vorhergegangen ist und erfolglos blieb oder daß die Krankheit schon früher mit Erfolg durch Höhensonne oder Röntgenbestrahlung behandelt worden ist.

I. Röntgenbehandlung.

a) Oberflächenbestrahlung.

1. Chronische und subakute Ekzeme und umschriebene jukkende Affektionen der Haut: bis 3 HED pro Feld im Jahr.
2. Psoriasis: nur bei vereinzelten umschriebenen Herden bis zu 2 HED pro Feld im Jahr. 1 und 2 eignen sich auch für Grenzstrahlenbehandlung.
3. Lichen ruber: bis zu 3 HED pro Feld im Jahr.
4. Infektiöse Bart- und Kopfhaarerkrankungen sowie Nagelerkrankungen: bis zu 3 HED pro Feld im Jahr.
5. Warzen: wenn sie berufsbehindernd wirken, bis zu 3 HED pro Feld.
6. Haut- und Schleimhauttuberkulose, Skrophuloderm und damit zusammenhängende, oberflächliche Drüsen: Vom Lupus eignen sich nur besondere Formen, der Lupus esulcerans und Lupus hypertrophicus, zur Röntgenbehandlung. Höchstens 2 HED pro Feld im Jahr.
7. Oberflächliche, bösartige, nicht mit der Unterlage verwachsene Hautgeschwülste: Wenn eine einmalige zusammenhängende Röntgenbehandlung mit großen Dosen nicht zum Ziele führt, muß eine andere Behandlungsmethode Platz greifen.
8. Tuberkulöse Erkrankungen des vorderen Augenabschnittes.
9. Mycosis fungoides.

b) Tiefenbestrahlung.

1. Bösartige Geschwülste einschließlich postoperativer Nachbestrahlung.
2. Hypophysentumoren.
3. Papillome des Kehlkopfes.
4. Tuberkulöse Erkrankungen des Bauchfells, der Drüsen, Knochen, Gelenke, Harn- und Geschlechtsorgane, des Kehlkopfes, des

Auges, Ileocoecaltuberkulose usw. Tuberkulose der Harnwege nur ausnahmsweise.

5. Leukämie, Pseudoleukämie, Polycythämie, Agranulocytose: je nach Lage des Falles Bestrahlung der Milz, Drüsen, Röhrenknochen. Bei Leukämie auch Ganzbestrahlungen.

6. Lymphogranulomatose.

7. Mycosis fungoides (tumoröses Spätstadium).

8. Strahlenpilzerkrankungen.

9. Blutungen bei Myom: bei Frauen unter 42 Jahren nur ausnahmsweise.

10. Klimakterische Blutungen: erst nach Kurettage und mikroskopischer Untersuchung.

11. Prostatahypertrophie: nur in Ausnahmefällen bei besonderer Indikation nach vorausgegangener urologischer Untersuchung.

12. Basedowsche Krankheit.

13. Keloide: wenn sie berufsbehindernd sind.

14. Metrorrhagien im jugendlichen Alter, hämorrhagische Diathese, erhöhte Blutungsgefahr (vor Operationen) bei Blutern und Ikterus: Milzbestrahlungen.

15. Starke ovarielle Ausfallserscheinungen: wenn die Arbeitsfähigkeit beeinträchtigt wird, Hypophysen- und Schilddrüsenbestrahlung.

16. Entzündliche Prozesse: in besonderen Ausnahmefällen.

17. Absolutes hämorrhagisches Glaukom: nur zur Schmerzlinderung.

18. Syringomyelie, akute Poliomyelitis, lanzinierende Schmerzen bei Tabes.

19. Hyperhydrosis: nur lokalisierte Formen und nur bei schwerer Berufsbehinderung.

20. Mikuliczsche Erkrankung.

21. Thymushyperplasie: bei Stenoseerscheinungen.

22. Induratio penis plastica.

II. Bestrahlung mit Radium, Mesothorium und Thorium X.

1. Bösartige Geschwülste: häufig in Kombination mit Röntgenstrahlen.

2. Kavernose, Angiome, Keloide: wenn sie berufsbehindernd sind.

3. Haut- und Schleimhauttuberkulose, Leukoplakie: wenn Röntgen nicht anwendbar oder teurer ist.

4. Basedowsche Krankheit.

5. Induratio penis plastica.

Allgemeine Vorschriften für Abschnitt III—V.

Im allgemeinen sollen bei chronischen Erkrankungen höchstens 15 Bestrahlungen verabfolgt werden, bei akuten Entzündungen entsprechend weniger (10). Ist diese Höchstzahl in einer Behandlungsserie abgegeben, so soll im allgemeinen eine Pause von wenigstens 3 Monaten in der gewählten Behandlung eingelegt werden.

III. Lichtbehandlung.

A. Quecksilberdampflampen.

a) Ganzbestrahlungen.

Die Quecksilberdampflampe darf nur angewendet werden, wo sie unbedingt angezeigt und insbesondere geeignet ist, die Arbeitsfähigkeit schneller wieder herzustellen als ein anderes Mittel.

In allen geeigneten Fällen soll von der natürlichen Sonnenbestrahlung Gebrauch gemacht werden.

Es ist in jeder Sitzung die gesamte Körperoberfläche zu bestrahlen. Örtliche Bestrahlungen sind nur zulässig, soweit dies besonders angeführt ist. Gleichzeitige Bestrahlungen mehrerer Erwachsener mittels einer Lampe sind nicht gestattet. Bei kleinen Kindern ist die Bestrahlung bis zu zwei Kindern gleichzeitig erlaubt, falls aus medizinischen Gründen (Infektionsgefahr, Hauterkrankungen usw.) keine Gegenanzeige besteht.

Anerkannte Heilanzeigen sind: 1. Floride Rachitis. 2. Phlyktänen, hartnäckige Ekzeme an Mund, Nase, Augen, Ohren (Skrophulose). 3. Chirurgische Tuberkulosen (als unterstützende Behandlung). 4. Tuberkulose der äußeren Drüsen, des Bauches und der Haut (als unterstützende Behandlung).

b) Örtliche Bestrahlungen.

1. Tuberkulose der Haut und Schleimhaut. 2. Schmetterlingsflechte (Lupus erythematodes). 3. Alopecia areata, aber nicht vor Ablauf von drei Monaten und nur dann, wenn chemische Reizmittel erfolglos geblieben sind.

B. Kohlenbogenlampen.

1. Entzündliche Hornhaut- und Lederhauterkrankungen. 2. Tuberkulöse Haut- und Schleimhauterkrankungen.

C. Bestrahlungen mit Glühlampen, Heißluftbehandlungen mit Kastenapparaten, Behandlung mit Wärmestrahlenlampen.

1. *Glühlichtbäder:* Zulässig bei entzündlichen Erkrankungen und zur Schmerzstillung, und zwar: a) als Glühlicht-Vollbäder bei

allgemeinen rheumatischen Erkrankungen und solchen mehrerer Gelenke oder Muskelgruppen oder Nerven; b) als Glühlicht-Teilbäder oder als Heißluftbehandlung mit Kastenapparaten (außer bei 3) zur lokalen Anwendung aus denselben Ursachen je nach den befallenen Organen.

Insbesondere: 1. Bei Sehnenscheidenentzündungen. 2. Bei Ausschwitzungen oder deren Resten in der Brust- oder Bauchhöhle. 3. Bei entzündlichen Erkrankungen der Harn- und Geschlechtsorgane. 4. Als Kopflichtbäder bei akuten Entzündungen der Nasennebenhöhlen, des Mittelohrs und bei Entzündungen der Augen. 5. Zur Nachbehandlung frischer Knochen- und Gelenkbrüche, Verrenkungen, Verstauchungen und Gelenkkontrakturen.

2. *Wärmestrahllampen:* Zulässig bei akuten Entzündungen der Nasennebenhöhlen, des Mittelohrs, des Kehlkopfes, des Rachens.

IV. Diathermie.

Zulässig bei tiefliegenden Entzündungen, vornehmlich an: 1. Gelenken. 2. Sehnenscheiden. 3. Muskeln. 4. Nerven. 5. Bei chronischen Entzündungen des Brustfells (trockenen und bei Ergüssen). 6. Bei chronisch-entzündlichen Erkrankungen der Bauchhöhle, der Nieren und der Geschlechtsorgane. 7. Bei entzündlichen Erkrankungen des inneren Auges, des Sehnervs und der Orbita.

V. Behandlung mit dem galvanischen und faradischen Strom.

Zulässig: 1. Bei zentralen Lähmungen: im Verlaufe des ersten Jahres. 2. Bei peripheren Lähmungen (einschließlich Poliomyelitis): nur im ersten halben Jahre, späterhin nur, wenn galvanische oder faradische Erregbarkeit vorhanden ist. 3. Bei Neuralgien: in Ausnahmefällen. 4. Bei habituellen Kopfschmerzen. 5. Bei oberflächlichen Hornhautentzündungen (Jontophorese): in besonderen Fällen.

Verordnung von Krankenhauspflege.
Richtlinien des Reichsausschusses für Ärzte und Krankenkassen für die Verordnung von Krankenhauspflege.
Vom 22. Juni 1932.

1. Krankenhauspflege soll nur verordnet werden, wenn es sich um Operationen handelt, die im allgemeinen nur klinisch ausgeführt werden, oder wenn wegen der Natur des Leidens oder der besonderen Umstände die notwendige und ausreichende Behand-

lung nur in einem Krankenhaus erfolgen kann (§ 20 der Vertragsordnung).

2. Vor der Verordnung der Krankenhauspflege ist sorgfältig zu prüfen: a) ob nicht — insbesondere bei diagnostisch unklaren Erkrankungen — durch die Hinzuziehung eines Facharztes oder durch die Überweisung des Kranken in fachärztliche Behandlung die Krankenhauspflege vermieden werden kann; b) ob nicht durch Gewährung von Hauspflege (Hauskrankenpflege bzw. Haushaltspflege) Krankenhauspflege vermieden werden kann; c) ob nicht Unterbringung im Siechenhaus (Hospital, Altersheim) am Platze ist.

3. Für die Verordnung von Krankenhauspflege soll nach Möglichkeit ein Vordruck nach dem diesen Richtlinien beigefügten Muster verwendet werden.

4. Die Notwendigkeit der Krankenhauspflege ist in der Verordnung schriftlich zu begründen.

Bei der Begründung sollen besonders berücksichtigt werden: Art und Schwere des Krankheitszustandes, Ansteckungsgefahr, Notwendigkeit klinischer Behandlung (Eingriffe oder Beobachtung), mangelhafte Wohnung und häusliche Pflege, Nichtbefolgen der ärztlichen Anordnungen (vgl. auch RVO. § 184 Abs. 3, s. Anmerkung).

5. Bei Erkrankung mit plötzlicher Lebensgefahr, bei drohender Invalidität und bei übertragbaren Krankheiten, für die die Bestimmungen der Seuchengesetze gelten und die der Behandlung bedürfen, genügt als Begründung des Antrages auf Krankenhausbehandlung die wissenschaftliche Krankheitsbezeichnung.

Beispiele.

a) *Chirurgie und Orthopädie.* Schwere Knochenbrüche. — Sonstige akute schwere chirurgische Knochen- und Gelenkerkrankungen. — Ausgedehnte Verbrennungen. — Schwere Weichteilverletzungen. — Verdacht auf innere Blutungen oder Gefahr ihres Eintritts.

b) *Gynäkologie und Geburtshilfe.* Bauchhöhlenschwangerschaft, Placenta praevia. — Eklampsie, Uterusruptur. — Dammriß dritten Grades. — Probeabrasio bei Verdacht auf Krebs, stielgedrehter Ovarialtumor.

c) *Urologie.* Harnblutung, Harnsperre, Urämie. — Prostataabszeß.

d) *Hals-, Nasen- und Ohrenheilkunde.* Orbitalphlegmone, frischer Schädelbasisbruch. — Verletzungen des Kehlkopfes oder der Luftröhre. — Akutes Glottisödem oder Gefahr der Kehlkopfverlegung. — Starke Blutungen oder erhöhte Nachblutungsgefahr bei Nasen- und Halsoperationen.

Anmerkung: Der Zustimmung des Versicherten bedarf es nicht, wenn 1. die Art der Krankheit eine Behandlung oder Pflege verlangt, die in der Familie des Erkrankten nicht möglich ist, 2. die Krankheit ansteckend ist, 3. der Erkrankte wiederholt der Krankenordnung (§ 347) oder den Anordnungen des behandelnden Arztes zuwidergehandelt hat.

e) *Augenheilkunde.* Perforierende Augenverletzungen. — Gonorrhoische oder diphtherische Conjunctivitis. — Frisches Trachom, Ulcus serpens, frische Netzhautablösung.

f) *Innere Medizin.* Allgemeine septische Erkrankungen. — Encephalitis und Meningitis, schwere Erkrankungen der Lunge und der Pleura (wie Pneumonie, Lungenabsceß, Empyem, Haemoptoe). — Akute Entzündungen des Endokards und des Perikards. — Innere Blutungen. — Drohende Perforation eines Ulcus. — Verschluß des Choledochus. — Akute Peritonitis. — Ileus. — Akute Nephritis. — Harnblutungen, Harnsperre und Urämie. — Koma und Praekoma diabeticum.

g) *Kinderheilkunde* [siehe f) Innere Medizin]. Schwere Ernährungsstörungen der Säuglinge, Spasmophilie. — Keratomalacie. — Hämorrhagische Diathese.

h) *Neurologie und Psychiatrie.* Akute Myelitis. — Poliomyelitis. — Encephalitis und Meningitis. — Status epilepticus. — Plötzlich auftretende geistige Störungen asozialen Charakters.

i) *Haut- und Geschlechtskrankheiten.* Generalisierte Hautentzündung. — Septische Gonorrhoe. — Ulcus molle gangränosum. — Lues maligna.

6. Bei den nachstehend aufgeführten Krankheiten und Eingriffen erscheint Krankenhauspflege im allgemeinen nicht erforderlich, wenn sie nicht durch besondere Umstände ausreichend begründet wird.

a) *Chirurgie und Orthopädie.* Kleine Weichteilverletzungen. — Kleine Geschwülste (Fibrome, Lipome, Atherome, Hämangiome usw.). — Örtlich begrenzte Entzündungen, Furunkel (mit Ausnahme von Gesichtsfurunkeln), Panaritium, oberflächlicher Absceß. — Nagelbettentzündung, eingewachsener Nagel. — Komplikationslose Varizen und Hämorrhoiden zur Injektionsbehandlung. — Frakturen und Luxationen der oberen Extremitäten ohne Komplikationen, sofern die Röntgenkontrolle vor und nach der ersten Versorgung eine einwandfreie Stellung ergeben hat, Schlüsselbeinbrüche (mit Ausnahme solcher mit schlecht stehenden Bruchenden). — Rippenbrüche (ohne Komplikationen). — Infraktionen der Unterschenkel und Fußknochen, wenn Fraktur röntgenologisch ausgeschlossen ist, Zehenfrakturen, sofern die Röntgenkontrolle vor und nach der ersten Untersuchung sichergestellt ist, Muskel- und Sehnenrisse, sofern sie nur konservativer Behandlung bedürfen.

b) *Hals-, Nasen- und Ohrenheilkunde.* Gehörgangsentzündungen (Phlegmone und Furunkel). — Parotitis. — Fremdkörper im Ohr und in der Nase. — Progressive Schwerhörigkeit (auch mit Menièreschen Symptomen). — Mittelohrkatarrhe. — Gewöhnlicher Rachen- und Kehlkopfkatarrh. — Entfernung von gutartigen Nasenpolypen. — Einfache intranasale Eingriffe, Tonsillotomie. — Adenotomie bei Ortsansässigen.

c) *Augenheilkunde.* Einfache akute und chronische Conjunctivitiden. — Einfache Keratitis superficialis. — Operation des seit der Kindheit bestehenden konkomittierenden Schielens.

d) *Haut- und Geschlechtskrankheiten.* Umschriebene Hautentzündung. — Krätze. — Unkomplizierte akute und chronische Gonorrhoe der vorderen und hinteren Harnröhre. — Lues (mit Ausnahme von 5 i).

e) *Neurologie und Psychiatrie.* Nervenschwäche. — Lumbalpunktion zum Zwecke der Liquoruntersuchungen.

7. Krankenhauspflege wird — von dringenden Fällen abgesehen — von der Kasse nur gewährt, wenn *vor* der Aufnahme ihre Zustimmung eingeholt wird. Der Arzt hat den Kranken hierauf hinzuweisen. Gehfähige Kranke sind anzuweisen, die Einwilligung der Kasse nach Möglichkeit persönlich zu erwirken.

Auf Übernahme der Krankenhauspflegekosten durch die Kasse haben weder Mitglieder noch Angehörige allgemein Anspruch. Die Kasse übernimmt die Kosten nur dann, wenn sie die Aufnahme vorher genehmigt hat. Konnte die Genehmigung vorher nicht eingeholt werden, so muß die Dringlichkeit der Aufnahme besonders begründet werden.

Richtlinien für die Auswahl der zur Behandlung in Tuberkulose-Heilstätten geeigneten Kranken.

(RVA.-Rundschreiben an die Träger der Rentenversicherung v. 2. Mai 1939.)

Das Heilverfahren bei Tuberkulose soll dem Zweck dienen, entweder eine drohende Invalidität abzuwenden oder die bereits eingetretene Erwerbsunfähigkeit wieder zu beheben (bei Kindern die Aussicht auf spätere Erwerbsfähigkeit zu erhalten), ferner eine etwa vorhandene Ansteckungsgefahr wieder zu beseitigen.

Von dieser Zielsetzung aus gesehen wird für die Auswahl der Kranken die Beachtung nachstehender Grundsätze als Richtlinie empfohlen.

A. Lungentuberkulose Erwachsener.

I. Die Einleitung eines Heilverfahrens ist angezeigt:

1. bei allen frischen Erkrankungen mit und ohne Gewebszerfall (infiltrative Formen, Frühkavernen, frische, nicht zu ausgedehnte Streuungen, produktive Frühformen), auch wenn sie doppelseitig sind;

2. bei Spätfällen geschlossener Erkrankungen, wenn es sich a) um gutartige produktive oder indurierende Formen mit Zeichen von Aktivität handelt oder b) um Ausheilungsfälle (nach abgeschlossenem Kollapsverfahren, Sicherheitskuren, Kuren mit Arbeitstherapie);

3. bei Spätfällen offener Erkrankungen, wenn Aussicht besteht, wenigstens eines der eingangs genannten Ziele, sei es durch konservative oder, wie wohl meistens nötig, durch chirurgische Behandlung (Gasbrust, Nervenschnitt, Plombe, Pneumolyse, Plastik) zu erreichen. In Betracht kommen hierbei besonders a) vorwiegend einseitige stillstehende und fortschreitende Formen mit Höhlen-

bildung und b) akute Nachschübe bei älteren Tuberkulosen, wenn sie sich für einfache einseitige Kollapsbehandlung eignen; c) doppelseitige Erkrankungen, wenn doppelseitige Kollapsbehandlung anwendbar ist; d) ambulante Gasbrustfälle, die eines ergänzenden Eingriffes bedürfen; e) produktiv-fibröse und cirrhotische Tuberkulose mit Kavernen, bei denen die große chirurgische Kollapsbehandlung erfolgversprechend und anwendbar erscheint;

4. bei Rippenfellentzündungen auf tuberkulöser Grundlage. Kehlkopftuberkulose bildet an sich keine Gegenanzeige, es sei denn, daß sie schwerer Art ist oder die Nahrungsaufnahme behindert.

Für schwangere Frauen gelten die gleichen Grundsätze. Wichtig ist Heilanstaltsbehandlung besonders für die ersten Monate der Schwangerschaft und die ersten Monate nach der Entbindung. Die Aufnahme kurz vor der Entbindung, Entbindung in der Heilstätte und Belassung des Säuglings bei der Mutter kann nur in besonderen für solche Zwecke eingerichteten Anstalten erfolgen, in denen alle Sicherheitsmaßnahmen zur Verhütung einer Ansteckung der Säuglinge getroffen sind.

Bei dringlichen Fällen sind Sofortmaßnahmen im Sinne des Runderlasses des Reichsversicherungsamtes über das Schnelleinweisungsverfahren vom 21. Oktober 1937 — II 52457/37 — 487 — zu ergreifen. Als dringlich gelten insbesondere folgende Fälle:

1. Frische, infiltrative Formen der Tuberkulose mit und ohne Einschmelzung, auch bei negativem Bazillenbefund; 2. frische, isolierte Kavernenbildung; 3. frische, nicht zu ausgedehnte Streuungsformen; 4. aktive, heilstättenbehandlungsbedürftige anstekkende Tuberkulose unter schlechten Umweltverhältnissen.

II. Für ein Heilverfahren scheiden in der Regel aus:

1. Schwere, auch nur einseitige Erkrankungen bei Personen in vorgerücktem Alter (etwa ab Anfang des 6. Lebensjahrzehntes); 2. doppelseitige Erkrankungen mit Bildung größerer starrer Höhlen auf beiden Seiten; 3. Fälle von käsiger Lungenentzündung; 4. Fälle, die kompliziert sind, mit nachgewiesener geschwüriger Darmtuberkulose, schwerer Kehlkopftuberkulose oder mit Diabetes; 5. weil eine Kur unnötig ist, die abgeheilten oder inaktiven Tuberkulosen.

B. Knochen-, Gelenk-, Weichteil- und sonstige Organtuberkulose Erwachsener.

Die Behandlung der Knochen-, Gelenk-, Weichteil- und Augentuberkulose erfordert im allgemeinen Anstalten, die für diese Aufgaben mit geeigneten ärztlichen Kräften und Einrichtungen versehen sind. Außerdem spielen die klimatischen Bedingungen bei der Behandlung dieser Tuberkuloseformen eine bedeutende Rolle.

Unter den Knochen-, Gelenk- und Weichteiltuberkulosen eignen sich vornehmlich geschlossene Formen für ein Heilverfahren; aber auch fistelnde Formen können unter Umständen gute Aussichten bieten und bedürfen nicht immer operativer Behandlung. Frühe Erkennung und Frühbehandlung sind für den späteren Erfolg ausschlaggebend. Röntgenaufnahmen sind zur Beurteilung des Falles stets erforderlich. Erkrankungen, die jenseits des 40. Lebensjahres (Wirbeltuberkulosen jenseits des 30.) erstmals aufgetreten sind, verlangen eine besonders vorsichtige Beurteilung der Heilungsaussichten. Das gleiche gilt für fistelnde Tuberkulose der Wirbelsäule, des Beckenrings und der Hüftgelenke.

Für die Auswahl zu Heilverfahren bei Augentuberkulose wird das augenfachärztliche Urteil im einzelnen Falle maßgebend sein müssen.

Die Heilverfahren bei Lupus sind besonders geregelt (siehe Runderlaß vom 8. Mai 1937 — II 52473/37 — 189).

Sonstige Organtuberkulose, z. B. Nieren-, Genital-, Bauchfelltuberkulose, fällt nur dann in den Rahmen des Heilverfahrens, wenn die Erkrankung nicht zu weit vorgeschritten und nicht mit anderen Formen der Tuberkulose (z. B. Lungentuberkulose) schwer kompliziert ist.

Bei allen Tuberkulosen anderer Organe als der Lungen ist auch eine Röntgenaufnahme der Lungen unerläßlich, um eine gleichzeitige schwere Lungentuberkulose auszuschließen.

C. Tuberkulose im Kindesalter.

Die Durchführung von Heilverfahren ist angezeigt bei Erscheinungen von aktiver Tuberkulose. Hierunter fallen:

1. Lymphknotenerkrankungen innerhalb des Brustkorbes, wenn sich Zeichen frisch entzündlicher Vorgänge in den Lymphknoten oder ihrer Umgebung (Infiltrierungen) finden;

2. alle Formen von Streuungen leichter und mittelschwerer Art;

3. offene Lungentuberkulosen, soweit sie noch im Sinne der Richtlinien für Erwachsene (siehe A.) Aussicht auf Erfolg bieten;

4. Knochen-, Gelenk-, Weichteil- und andere extrapulmonale Tuberkulosen gemäß den Richtlinien unter B.

Gesetz zur Bekämpfung der Geschlechtskrankheiten.
Vom 23. Juli 1953.
(Auszugsweise)

Erster Abschnitt.

Begriffsbestimmungen, Aufgaben des Gesetzes.

§ 1. Geschlechtskrankheiten im Sinne dieses Gesetzes sind
1. Syphilis (Lues),
2. Tripper (Gonorrhoe),
3. Weicher Schanker(Ulcus molle),
4. Venerische Lymphknotenentzündung, Lymphogranulomatosis inguinalis (Nicolas und Favre) ohne Rücksicht darauf, an welchen Körperteilen die Krankheitserscheinungen auftreten.

§ 2. (1) Die Bekämpfung der Geschlechtskrankheiten umfaßt Maßnahmen zur Verhütung, Feststellung, Erkennung und Heilung der Erkrankung sowie die vorbeugende und nachgehende Gesundheitsfürsorge. Zu diesem Zweck werden die Grundrechte auf körperliche Unversehrtheit (Artikel 2 Abs. 2 Satz 1 des Grundgesetzes) und auf Freiheit der Person (Artikel 2 Abs. 2 Satz 2 des Grundgesetzes) eingeschränkt.

(2) Die Durchführung dieser Aufgabe obliegt den Gesundheitsämtern. Die gesetzlichen Aufgaben der Fürsorgeverbände und der Jugendämter werden hierdurch nicht berührt.

Zweiter Abschnitt.

Pflichten der Kranken und krankheitsverdächtigen Personen.

§ 3. (1) Wer an einer Geschlechtskrankheit leidet und dies weiß oder den Umständen nach annehmen muß, ist verpflichtet, 1. sich unverzüglich von einem in Deutschland bestallten oder zugelassenen Arzt untersuchen und bis zur Beseitigung der Ansteckungsgefahr behandeln zu lassen sowie sich den notwendigen Nachuntersuchungen zu unterziehen; 2. sich in ein geeignetes Krankenhaus zu begeben, wenn das Gesundheitsamt dies anordnet, weil er sich der ordnungsmäßigen Durchführung der Behandlung entzogen hat oder die Einweisung zur Verhütung der Ansteckung erforderlich ist.

(2) Eltern, Erziehungsberechtigte oder der gesetzliche Vertreter sind verpflichtet, für die ärztliche Untersuchung und Behandlung ihrer Pflegebefohlenen zu sorgen und ihre fürsorgerische Betreuung zu unterstützen, falls sie wissen oder annehmen müssen, daß diese geschlechtskrank sind.

§ 4. (1) Geschlechtskranke, sowie solche Personen die dringend verdächtig sind, geschlechtskrank zu sein und Geschlechtskrankheiten weiterzuverbreiten, haben dem Gesundheitsamt auf Verlangen, gegebenenfalls wiederholt, ein Zeugnis eines in Deutschland bestallten oder zugelassenen Arztes über ihren Gesundheitszustand vorzulegen.

(2) Das Gesundheitsamt kann in begründeten Fällen die Untersuchung in der Beratungsstelle oder bei bestimmten Ärzten anordnen. Bei unklarem Untersuchungsbefund oder Gefahr der Verschleierung kann Beobachtung in einem geeigneten Krankenhaus befristet angeordnet werden.

(3) Das Gesundheitsamt erhält in jedem Falle einen Befundbericht.

§ 5. (1) Geschlechtskranken, die wegen der Art ihrer Beschäftigung eine erhöhte Ansteckungsgefahr bilden und die der ärztlichen Anordnung, ihren Beruf bis zur Behebung der Ansteckungsgefahr nicht auszuüben, keine Folge leisten, kann die zuständige Verwaltungsbehörde auf Vorschlag des Gesundheitsamtes die Ausübung des Berufs während dieser Zeit untersagen.

§ 6. (1) Wer an einer Geschlechtskrankheit leidet, hat sich des Geschlechtsverkehrs zu enthalten. Dies gilt nicht, wenn die Krankheit nach dem Urteil des behandelnden Arztes nicht mehr übertragbar ist.

(2) Wer geschlechtskrank ist oder zu irgendeiner Zeit an Syphilis gelitten hat, ist verpflichtet, sich unmittelbar vor Bestellung des Aufgebots zur Eheschließung von einem in Deutschland bestallten oder zugelassenen Arzt oder in einer Beratungsstelle daraufhin untersuchen zu lassen, ob er gleichwohl die Ehe unbedenklich eingehen kann. Bestehen keine Bedenken, so ist ihm hierüber ein Zeugnis auszustellen. Kann das Zeugnis der Unbedenklichkeit nicht erteilt werden, so ist er verpflichtet, vor Eingehung der Ehe dem anderen Teil über seine Krankheit Mitteilung zu machen. Die Verpflichtung nach Absatz 1 bleibt unberührt.

§ 7 (1) Eine Frau, die geschlechtskrank ist, darf kein fremdes Kind stillen und ihre Milch nicht abgeben.

(2) Wer für die Pflege eines Kindes zu sorgen hat, das an Tripper (Gonorrhoe) erkrankt ist, darf das Kind von einer anderen Person als der Mutter nur dann stillen lassen, wenn er sie zuvor durch einen Arzt nach den Vorschriften des § 11 Abs. 1 über die Krankheit des Kindes und die gebotenen Vorsichtsmaßnahmen hat unterweisen lassen. Ist das Kind an Syphilis erkrankt, so darf es nur durch die Mutter gestillt werden.

(3) Wer ein geschlechtskrankes Kind in Pflege gibt, muß den Pflegeeltern vor Beginn der Pflege von der Krankheit des Kindes Mitteilung machen.

(4) Wer an einer Geschlechtskrankheit leidet oder zu irgend einer Zeit an Syphilis gelitten hat, darf kein Blut spenden.

§ 8. (1) Eine Frau, die ein fremdes Kind stillen will, hat ein unmittelbar vor der Übernahme dieser Aufgabe ausgestelltes ärztliches Zeugnis darüber beizubringen, daß bei ihr keine Geschlechtskrankheit nachweisbar ist. Wer eine Frau zum Stillen eines Kindes heranzieht, hat sich davon zu überzeugen, daß sie im Besitz dieses Zeugnisses ist.

(2) Wer ein Kind, für dessen Pflege er sorgt, von einer anderen Person als der Mutter stillen lassen will, muß im Besitze eines ärztlichen Zeugnisses darüber sein, daß eine Gesundheitsgefahr für die Stillende nicht besteht. In Notfällen ist das Zeugnis unverzüglich nachträglich zu beschaffen.

Dritter Abschnitt.
Behandlung der Geschlechtskrankheiten und Pflichten der Ärzte.

§ 9. (1) Die Untersuchung auf Geschlechtskrankheiten und Krankheiten oder Leiden der Geschlechtsorgane sowie ihre Behandlung ist nur den in Deutschland bestallten oder zugelassenen Ärzten gestattet.

(2) Verboten ist: 1. Geschlechtskrankheiten anders als auf Grund eigner Untersuchungen zu behandeln (Fernbehandlung).

§ 10. (1) Jeder Arzt, der die Untersuchung oder Behandlung eines Geschlechtskranken oder eines einer Geschlechtskrankheit Verdächtigen übernimmt, hat die Untersuchung oder Behandlung nach den Grundsätzen der wissenschaftlichen Erkenntnisse durchzuführen. Er muß über diese Behandlung genaue Aufzeichnungen machen.

(2) Lehnt ein Arzt die Übernahme der Untersuchung oder Behandlung ab, so hat er den Geschlechtskranken oder Krankheitsverdächtigen unverzüglich einem anderen Arzt zu überweisen. Der Kranke ist verpflichtet, dem überweisenden Arzt den Nachweis zu erbringen, daß er sich in Behandlung befindet. Ist der Nachweis binnen einer Woche nicht erbracht, so hat der überweisende Arzt Meldung nach § 12 zu erstatten.

§ 11. (1) Ergibt die Untersuchung einer Person das Vorliegen einer Geschlechtskrankheit oder den begründeten Verdacht einer solchen, so hat der Arzt den Kranken über die Art seiner Krankheit, die Übertragungsgefahr, die dem Kranken auferlegten Pflichten und die Folgen ihrer Nichterfüllung durch Aushändigung und Erläuterung eines amtlichen Merkblattes zu unterrichten. Der

Kranke muß den Empfang des Merkblattes und die erfolgte Belehrung schriftlich bestätigen.

(2) Bei Minderjährigen und Entmündigten soll der behandelnde Arzt außerdem die Eltern oder Erziehungsberechtigten oder den gesetzlichen Vertreter von dem Krankheitsfall unterrichten und über dessen Ausheilung belehren, wenn dies zur Inanspruchnahme oder Fortsetzung der ärztlichen Behandlung notwendig erscheint und dieser Unterrichtung keine anderen schwerwiegenden Gründe nach ärztlichem Ermessen entgegenstehen.

§ 12. (1) Ein Geschlechtskranker ist von dem behandelnden Arzt namentlich dem Gesundheitsamt zu melden, wenn der Kranke

1. sich weigert, die vom Arzt verordnete Behandlung zu beginnen oder fortzusetzen, sie ohne triftigen Grund unterbricht oder sich der vom Arzt verordneten Nachuntersuchung entzieht;

2. nach der Überzeugung des Arztes durch seine Lebensweise oder seine allgemeinen Lebensumstände eine ernste Gefahr der Übertragung auf andere bildet;

3. offensichtlich falsche Angaben über die Ansteckungsquelle oder über die durch ihn gefährdeten Personen macht oder

4. das 18. Lebensjahr noch nicht vollendet hat und sittlich gefährdet erscheint, es sei denn, daß der Arzt nach Beratung mit den Eltern, Erziehungsberechtigten oder dem gesetzlichen Vertreter die Überzeugung gewonnen hat, daß diese die Gewähr für eine ordnungsmäßige Behandlung und Betreuung des Jugendlichen übernehmen.

(2) Über den Stand der Behandlung von Geschlechtskranken, die der namentlichen Meldepflicht unterliegen oder als Ansteckungsquelle gemeldet sind, kann das Gesundheitsamt Auskunft von dem behandelnden Arzt verlangen.

§ 13. (1) Ein Arzt, der eine Geschlechtskrankheit feststellt, ist verpflichtet, mit den ihm zur Verfügung stehenden und zumutbaren Mitteln zu versuchen, die mutmaßliche Ansteckungsquelle und die Personen zu ermitteln, auf die der Kranke die Geschlechtskrankheit übertragen haben könnte. Der Kranke hat den Arzt bei dieser Aufgabe zu unterstützen und die notwendigen Angaben wahrheitsgemäß und vollständig zu machen. Der Arzt hat darauf hinzuwirken, daß die ihm als mutmaßliche Ansteckungsquelle oder als gefährdet bekanntgegebenen Personen sich sofort freiwillig in ärztliche Beobachtung und, wenn nötig, in ärztliche Behandlung begeben. Falls diese Personen nicht erreichbar sind oder der Aufforderung nicht nachweisbar nachkommen, hat sie der Arzt unverzüglich dem zuständigen Gesundheitsamt zu melden, wenn die Gefahr besteht, daß die Krankheit weiterverbreitet oder eine notwendige Behandlung unterlassen wird.

(2) Wird als Ansteckungsquelle eine Person angegeben, bei welcher der dringende Verdacht auf Geschlechtsverkehr mit häufig wechselnden Partnern besteht, so hat der Arzt diese Person an das Gesundheitsamt zu melden. Bedarf das Gesundheitsamt in diesem Falle zur Nachforschung näherer Angaben des angesteckten Geschlechtskranken, so kann es den behandelnden Arzt ersuchen, diese von dem Kranken einzuholen.

(3) Der Arzt ist von den Verpflichtungen nach den Absätzen 1 und 2 befreit, wenn der Kranke die erforderlichen Angaben dem Gesundheitsamt unmittelbar macht.

§ 14 ff.

Vierter Abschnitt.

Schweigepflicht.

§ 16. (1) Wer unbefugt ein fremdes Geheimnis offenbart, das ihm durch seine berufliche oder ehrenamtliche Tätigkeit bei der Durchführung dieses Gesetzes bekanntgeworden ist, wird, soweit nicht § 300 des Strafgesetzbuches anzuwenden ist, mit Gefängnis bis zu sechs Monaten und mit Geldstrafe oder mit einer dieser Strafen bestraft.

(3) Die Verfolgung tritt nur auf Antrag ein.

(4) Ein Fall von unbefugter Offenbarung liegt nicht vor, wenn sie von einem in dem Gesundheitsamt oder in der Beratungsstelle tätigen Arzt oder auf Weisung eines solchen Arztes an eine Person gemacht wird, die mit der Durchführung der aus diesem Gesetz erwachsenden Aufgaben betraut ist.

§ 17. (2) Ärztliche Eingriffe, die mit erheblicher Gefahr für Leben und Gesundheit verbunden sind, dürfen nur mit Einwilligung des Kranken vorgenommen werden.

Aus der *1. Verordnung zur Durchführung des Gesetzes* v. 28. 12. 1954 sind besonders zu beachten:

§ 2. *Aufzeichnungen des Arztes.*
(1) Die Aufzeichnungen des behandelnden Arztes nach § 10 Abs. 1 des Gesetzes müssen enthalten:

1. Name, Vorname, Geburtstag und -ort, Anschrift und Beruf des Geschlechtskranken,

2. Angabe über die Vorgeschichte,

3. Datum und Arten der Untersuchung sowie den Untersuchungsbefund einschließlich des mikroskopischen und serologischen Befundes,

4. Angaben über die Behandlungsmethode, die Behandlungsdaten einschließlich verabreichter Dosis,

5. Angaben über die Einweisung in ein Krankenhaus oder die Überweisung an einen anderen Arzt,

6. Angaben über die Entlassung aus der Behandlung und den Schlußbefund.

(2) Ferner hat der Arzt für jeden in seiner Behandlung stehenden Geschlechtskranken ein numeriertes Stammblatt nach Formblatt 2 anzulegen.

(3) Das Stammblatt ist fünf Jahre aufzubewahren.

§ 5. *Mahnung des Geschlechtskranken.*
Wenn ein Geschlechtskranker ohne Angabe eines Grundes die vom Arzt verordnete Behandlung unterbricht oder sich der vom Arzt verordneten Nachuntersuchung entzieht (§ 12 Abs. 1 Nr. 1 des Gesetzes), so soll ihn der Arzt zunächst zur Wiederaufnahme der Behandlung oder zum Erscheinen zur Nachuntersuchung schriftlich ermahnen. Der Kranke ist unverzüglich dem Gesundheitsamt zu melden, wenn er dieser Mahnung ohne triftigen Grund nicht folgt.

§ 6. Satz 1. *Geschlechtskrankenstatistik.*
Der Arzt hat vierteljährlich, spätestens zwei Wochen nach Vierteljahresschluß dem Gesundheitsamt, in dessen Bezirk er seinen Wohnsitz hat, ein statistisches Zählblatt über die von ihm festgestellten Geschlechtskrankheiten nach Formblatt 7 in doppelter Fertigung zu übersenden.

§ 7. *Übersendungen der Meldungen an das Gesundheitsamt.*
(1) Sämtliche Meldungen und sonstige Mitteilungen auf Grund des Gesetzes und dieser Verordnung hat der behandelnde Arzt dem Gesundheitsamt in einem verschlossenen Umschlag zu übersenden, der die Aufschrift „Vertraulich, nur von einem Arzt zu öffnen" trägt. Die Umschläge dürfen nur von einem Arzt des Gesundheitsamtes geöffnet werden.

(2) Satz 1. Das Gesundheitsamt stellt den Ärzten auf ihren Antrag die von ihnen benötigten Formblätter und Umschläge kostenlos zur Verfügung.

Meldung von Verkrüppelung.
(Nach dem **Krüppelfürsorgegesetz** vom 6. Mai 1920.)

§ 3. Ein Arzt, der in Ausübung seines Berufes bei einer Person unter 18 Jahren eine Verkrüppelung wahrnimmt, ist verpflichtet, hiervon binnen einem Monat unter Bezeichnung des Krüppels und der Verkrüppelung Anzeige zu erstatten.

Wer als Arzt oder Hebamme Geburtshilfe leistet, ist verpflichtet, das mit seiner Hilfe geborene Kind auf Anzeichen von Verkrüppelung zu untersuchen und, falls solche sich vorfinden, die gleiche Anzeige zu erstatten.

Eine Anzeigepflicht besteht nicht, wenn eine nach diesem Gesetz ausreichende Anzeige bereits früher erstattet worden ist.

§ 5. Ärzte sowie Krankenhauspflegepersonen und sonstige Fürsorgeorganisationen, welche gelegentlich ihrer Berufsausübung bei jugendlichen Personen unter 18 Jahren die Anzeigen drohender Verkrüppelung beobachten, sind verpflichtet, diese der in § 6 dieses Gesetzes bezeichneten Stelle namhaft zu machen.

§ 6. Satz 1. Die in den §§ 3, 4, 5 vorgesehenen Anzeigen sind an das zuständige Jugendamt zu richten.

§ 7. Auf Grund von Anzeigen, die nach § 5 eingehen, kann die unter Umständen auch zu wiederholende Beibringung eines ärztlichen Zeugnisses angeordnet werden, ob die nötigen Maßnahmen zur Verhütung dauernder Verkrüppelung getroffen sind.

§ 9. Eine Verkrüppelung im Sinne dieses Gesetzes liegt vor, wenn eine Person (Krüppel) infolge eines angeborenen oder erworbenen Knochen-, Gelenk-, Muskel- oder Nervenleidens oder Fehlens eines wichtigen Gliedes oder von Teilen eines solchen in dem Gebrauche ihres Rumpfes oder ihrer Gliedmaßen nicht nur vorübergehend derart behindert ist, daß ihre Erwerbsfähigkeit auf dem allgemeinen Arbeitsmarkte voraussichtlich wesentlich beeinträchtigt wird.

Inkubationszeiten
der wichtigsten Infektionskrankheiten.

Krankheit	Tage
Abdominaltyphus	7—21
Blattern (Pocken)	9—13
Cholera asiatica	1— 4
Diphtherie	2— 5
Erysipel.	1— 3
Fleckfieber	7—21
Gonorrhoe.	3— 5
Heine-Medinsche-Krankheit	4—10
Influenza	1— 4
Keuchhusten	7—14
Lues	14—21
Malaria	7—21
Masern	8—14
Maul- und Klauenseuche	9—10
Meningitis epidemica	1— 4
Milzbrand	1— 3
Mumps	12—21
Paratyphus	3— 6
Rotz	3— 5
Röteln	14—20
Ruhr (bac.)	2— 7
Scharlach	2— 8
Tetanus	4—14
Tollwut	14—60
Windpocken	14—21

Meldepflichtige Krankheiten.
(Nach dem **Reichsseuchengesetz** vom 30. Juni 1900).

§ 1. *Jede Erkrankung und jeder Todesfall* an Aussatz (Lepra), Cholera (asiatischer), Fleckfieber (Flecktyphus), Gelbfieber, Pest (orientalischer Beulenpest), Pocken (Blattern) sowie jeder Fall, welcher den Verdacht einer dieser Krankheiten erweckt, ist der für den Aufenthaltsort des Erkrankten oder den Sterbeort zuständigen Polizeibehörde unverzüglich anzuzeigen.

Wechselt der Erkrankte den Aufenthaltsort, so ist dies unverzüglich bei der Polizeibehörde des bisherigen und des neuen Aufenthaltsortes zur Anzeige zu bringen.

§ 2. *Zur Anzeige sind verpflichtet:* 1. der zugezogene Arzt, 2. der Haushaltungsvorstand, 3. jede sonst mit der Behandlung oder Pflege des Erkrankten beschäftigte Person, 4. derjenige, in dessen

Wohnung oder Behausung der Erkrankungs- oder Todesfall sich ereignet hat, 5. der Leichenschauer.

Die Verpflichtung der unter Nr. 2 bis 5 genannten Personen tritt nur dann ein, wenn ein früher genannter Verpflichteter nicht vorhanden ist.

§ 4. Satz 1. Die Anzeige kann mündlich oder schriftlich erstattet werden.

Die *Anzeigepflicht der Papageienkrankheit (Psittakosis)* ist in dem Reichsgesetz zur Bekämpfung der Papageienkrankheit *(Psittakosis)* ... vom 5. 7. 34 geregelt:

§ 7. Jede Erkrankung sowie der Tod eines Menschen an der Papageienkrankheit sowie jeder Verdachtsfall ist der Polizeibehörde unverzüglich anzuzeigen. Die §§ 1—4 des RSG. finden entspr. Anwendung.

Meldepflicht übertragbarer Krankheiten.

(Nach der Verordnung betr. Bekämpfung übertragbarer Krankheiten vom 1. Dezember 1938).

§ 2. Innerhalb 24 Std. nach erlangter Kenntnis sind anzuzeigen:

A. *jede Erkrankung, jeder Verdacht einer Erkrankung und jeder Sterbefall* an

1. Kindbettfieber a) nach standesamtlich meldepflichtiger Geburt, b) nach Fehlgeburt;
2. übertragbare Kinderlähmung;
3. bakterieller Lebensmittelvergiftung;
4. Milzbrand;
5. Paratyphus;
6. Rotz;
7. übertragbarer Ruhr;
8. Tollwut (auch Bißverletzungen durch tollwütige oder tollwutverdächtige Tiere);
9. Tularämie;
10. Typhus;
11. a) ansteckende Lungen- und Kehlkopftuberkulose,
    b) Hauttuberkulose, c) Tuberkulose anderer Organe.

B. *Jede Erkrankung und jeder Sterbefall* an

12. Bangscher Krankheit;
13. Diphtherie;
14. übertragbarer Gehirnentzündung;
15. übertragbarer Genickstarre;
16. Keuchhusten;

17. Körnerkrankheit;
18. Malaria;
19. Rückfallfieber;
20. Scharlach;
21. Trichinose;
22. Weilscher Krankheit.

C. Jede Person, die, ohne selbst krank zu sein, die Erreger der bakteriellen Lebensmittelvergiftung, des Paratyphus, der übertragbaren Ruhr oder des Typhus *ausscheidet.*

Beim Wechsel der Wohnung oder des Aufenthaltsortes sowie bei Krankenhausaufnahme und Entlassung ist erneut Anzeige zu erstatten. In der Entlassungsanzeige ist anzugeben, ob der Entlassene geheilt ist oder ob er die Erreger einer übertragbaren Krankheit noch ausscheidet.

Die Anzeige ist dem für den Aufenthaltsort zuständigen Gesundheitsamt zu erstatten ...

§ 3. *Zur Anzeige sind verpflichtet*

1. jeder Arzt, der die Krankheit, den Krankheitsverdacht oder die Ausscheidung von Krankheitserregern festgestellt hat;
2. der Haushaltungsvorstand;
3. jede mit der Pflege oder der Behandlung des Erkrankten berufsmäßig beschäftigten Person;
4. derjenige, in dessen Wohnung oder Behausung der Verdachts-, Erkrankungs- oder Todesfall sich ereignet hat;
5. der Leichenschauer.
   Die Verpflichtung der in Abs. 1 in Nr. 2 bis 5 genannten Personen tritt nur dann ein, wenn ein vorher aufgeführter Verpflichteter nicht vorhanden ist.

Schutzpockenimpfung.
(Aus dem Reichsimpfgesetz vom 8. April 1874.)

§ 1. Der *Impfung mit Schutzpocken* soll unterzogen werden:

1. Jedes Kind vor dem Ablauf des auf sein Geburtsjahr folgenden Kalenderjahres, sofern es nicht nach ärztlichem Zeugnis (§ 10) die natürlichen Pocken überstanden hat.

2. Jeder Zögling einer öffentlichen Lehranstalt oder einer Privatanstalt innerhalb des Jahres, in welchem der Zögling das 12. Lebensjahr zurücklegt, sofern er nicht nach ärztlichem Zeugnis in den letzten 5 Jahren die natürlichen Blattern überstanden hat oder mit Erfolg geimpft worden ist.

§ 2. Ein Impfpflichtiger, welcher nach ärztlichem Zeugnis ohne Gefahr für sein Leben oder für seine Gesundheit nicht geimpft werden kann, ist binnen Jahresfrist nach Aufhören des diese Gefahr bedingenden Zustandes der Impfung zu unterziehen.

Ob diese Gefahr noch fortbesteht, hat in zweifelhaften Fällen der zuständige Impfarzt entgültig zu entscheiden.

§ 3. Ist eine Impfung nach dem Urteil des Arztes (§ 5) *erfolglos* geblieben, so muß sie spätestens im nächsten Jahr und, falls sie auch dann erfolglos bleibt, im dritten Jahr *wiederholt* werden.

Die *Erstimpfung* hat als *erfolgreich* zu gelten, wenn wenigstens eine Pustel zur regelrechten Entwicklung gekommen ist. Bei der Wiederimpfung ist zwischen Knötchen, Bläschen, beschleunigter Pustelreaktion und Erstimpfreaktion, die sämtlich als erfolgreich zu gelten haben, zu unterscheiden.

Die zuständige Behörde kann anordnen, daß die letzte Wiederholung der Impfung durch den Impfarzt (§ 6) vorgenommen werde.

§ 4. Ist die Impfung ohne gesetzlichen Grund (§§ 1 und 2) unterblieben, so ist sie binnen einer von der zuständigen Behörde zu setzenden Frist nachzuholen.

§ 5. Jeder Impfling muß frühestens am sechsten, spätestens am achten Tag nach der Impfung dem impfenden Arzte vorgestellt werden.

Im *Nachschautermin* hat der Impfarzt den Impferfolg festzustellen, den *Impfschein* auszustellen und den Erfolg in die *Listen* einzutragen. Bei den zur Nachschau nicht erschienenen Impflingen ist auf die Nachholung der Nachschau nach Kräften hinzuwirken.

§ 7. Abs. 2. Die Impfärzte vermerken in den Listen, ob die Impfung mit oder ohne Erfolg vollzogen, oder ob und weshalb sie ganz oder vorläufig unterblieben ist.

§ 8. Außer den Impfärzten sind ausschließlich Ärzte befugt, Impfungen vorzunehmen.

Sie haben über die ausgeführten Impfungen in der im § 7 vorgeschriebenen Form *Listen* zu führen und dieselben am Jahresschluß der zuständigen Behörde vorzulegen.

§ 10. Über jede Impfung wird nach Feststellung ihrer Wirkung (§ 5) von dem Arzt ein *Impfschein* ausgestellt. In dem Impfschein wird unter Angabe des Vor- und Zunamens des Impflings sowie des Jahres und Tages seiner Geburt bescheinigt, entweder daß durch die Impfung der gesetzlichen Pflicht genügt ist, oder daß die Impfung im nächsten Jahr *wiederholt* werden muß. In den ärztlichen Zeugnissen, durch welche die gänzliche oder vorläufige Befreiung von der Impfung (§§ 1, 2) nachgewiesen werden soll, wird unter der für den Impfschein vorgeschriebenen Bezeichnung der Person bescheinigt, aus welchem Grunde und auf wie lange die Impfung unterbleiben darf.

Meldung von Berufskrankheiten.
Meldepflicht.

§ 1. Berufskrankheiten im Sinne der Unfallversicherung sind die Krankheiten in Spalte II der Anlage, wenn sie durch berufliche Beschäftigung in einem in Spalte III der Anlage neben der Krankheit bezeichneten Betriebe verursacht sind.

§ 7. Abs. 1, Satz 1. Ein Arzt, der bei einem Versicherten eine Berufskrankheit oder Krankheitserscheinungen feststellt, die den begründeten Verdacht einer Berufskrankheit rechtfertigen, hat diese Feststellung dem Versicherungsträger oder dem Gewerbearzt unverzüglich anzuzeigen.

(Berufskrankheiten-Verordnung).

Anlage (in der Fassung der 5. Berufskrankheiten-Verordnung vom 26. Juli 1952).

Lfd. Nr.	Berufskrankheit	Unternehmen
I	II	III
1	Erkrankungen durch *Blei* oder seine Verbindungen	Zu 1 bis 25: alle Unternehmen
2	Erkrankungen durch *Phosphor* oder seine Verbindungen	
3	Erkrankungen durch *Queck-silber* oder seine Verbindungen	
4	Erkrankungen durch *Arsen* oder seine Verbindungen	
5	Erkrankungen durch *Mangan* oder seine Verbindungen	mit Ausnahme von Hauterkrankungen. Diese gelten als Berufskrankheiten nur insoweit, als sie Erscheinungen einer durch Aufnahme der schädigenden Stoffe in den Körper bedingten Allgemeinerkrankung sind oder gemäß Nr. 19 entschädigt werden müssen.
6	Erkrankungen durch *Kadmium* oder seine Verbindungen	
7	Erkrankungen durch *Beryllium* oder seine Verbindungen	
8	Erkrankungen durch *Chrom* oder seine Verbindungen	
9	Erkrankungen durch *Benzol* oder seine Homologen	
10	Erkrankungen durch *Nitro-* und *Amidoverbindungen* des Benzols oder seiner Homologen und deren Abkömmlinge	
11	Erkrankungen durch *Halogen-Kohlenwasserstoffe*	
12	Erkrankungen durch *Salpetersäureester*	
13	Erkrankungen durch *Schwefelkohlenstoff*	

Lfd. Nr.	Berufskrankheit	Unternehmen
I	II	III
14	Erkrankungen durch *Schwefel-wasserstoff* } s. lfd. Nr. 1—13	
15	Erkrankungen durch *Kohlenoxyd*	
16	Erkrankungen durch *Röntgenstrahlen* und *radioaktive Stoffe*	
17	Hautkrebs oder zur Krebsbildung neigende Hautveränderungen durch *Ruß, Paraffin, Teer, Anthrazen, Pech* und ähnliche Stoffe	
18	Krebs oder andere Neubildungen sowie Schleimhautveränderungen der Harnwege durch *aromatische Amine*	
19	Schwere oder wiederholt rückfällige *berufliche Hauterkrankungen,* die zum Wechsel des Berufs oder zur Aufgabe jeder Erwerbsarbeit zwingen	
20	Erkrankungen durch *Erschütterung* bei Arbeit mit Preßluftwerkzeugen und gleichartig wirkenden Werkzeugen und Maschinen sowie durch Arbeit an Anklopfmaschinen	
21	Erkrankungen durch Arbeit in *Druckluft*	
22	Chronische Erkrankungen der Sehnenscheiden, der Sehnen- und Muskelansätze durch *Überbeanspruchung*	
23	*Drucklähmungen* der Nerven	
24	Chronische Erkrankungen der Schleimbeutel der Gelenke durch *ständigen Druck* oder *ständige Erschütterung*	
25	*Abrißbrüche* der Wirbelfortsätze	
26	*Meniscusschäden* bei Bergleuten nach mindestens dreijähriger regelmäßiger Tätigkeit unter Tage	Unternehmen des Bergbaus
27a	*Staublungenerkrankung (Silikose)*	
27b	*Staublungenerkrankung* in Verbindung mit aktivfortschreitender *Lungentuberkulose (Siliko-Tuberkulose)*	Alle Unternehmen
28a	*Asbeststaublungenerkrankung* (Asbestose)	
28b	*Asbeststaublungenerkrankung* (Asbestose) in Verbindung mit *Lungenkrebs*	
29	Erkrankungen der tieferen Luftwege und der Lunge durch *Thomasschlackenmehl*	Thomasschlackenmühlen, Düngemittelmischereien und Betriebe, die Thomasschlackenmehl lagern, befördern oder verwenden
30	Erkrankungen der tieferen Luftwege und der Lunge durch *Aluminium* oder seine Verbindungen } s. lfd. Nr. 31 u. 32	

Lfd. Nr.	Berufskrankheit	Unternehmen
I	II	III
31	Erkrankungen der Knochen, Gelenke und Bänder durch *Fluorverbindungen* (*Fluorose*)	Alle Unternehmen
32	Erkrankungen der Zähne durch *Mineralsäuren*	
33	Hornhautschädigungen des Auges durch *Benzochinon*	Chemische Industrie
34	*Schneeberger Lungenkrankheit*	Erzbergbau im Erzgebirge
35	Durch *Lärm* verursachte *Taubheit* oder an Taubheit grenzende Schwerhörigkeit	Metallbearbeitung und -verarbeitung. Textilindustrie. Arbeit an Prüfständ. Herstellung, Bearbeitung und Verarbeitung von Glas. Eisenhütten, Metallschmelzereien
36	*Grauer Star*	
37	*Wurmkrankheit* der Bergleute, verursacht durch *Ankylostoma duodenale* oder *Anguillula intestinalis*	Unternehmen des Bergbaus
38	*Tropenkrankheiten*, Fleckfieber, Skorbut	Alle Unternehmen
39	*Infektionskrankheiten*	Krankenhäuser, Heil- und Pflegeanstalten, Entbindungsheime u. sonstige Anstalten, die Personen zur Kur und Pflege aufnehmen, ferner Einrichtungen u. Tätigkeiten in der öffentl. u. freien Wohlfahrtspflege u. im Gesundheitsdienst sowie Laboratorien f. wissenschaftliche und medizinische Untersuchungen und Versuche
40	Von *Tieren* auf Menschen *übertragbare* Krankheiten	Tierhaltung u. Tierpflege sowie Tätigkeiten, die durch Umgang oder Berührung mit Tieren, mit tierischen Teilen, Erzeugnissen und Abgängen zur Erkrankung Anlaß geben

Größe und Gewicht.

Das *Normalgewicht des Erwachsenen* beträgt im allgemeinen so viel Kilogramm, als die Zahl der Zentimeter einen Meter übersteigt, z. B. für 1,60 cm Größe also 60 kg. Bei Frauen ist infolge des schwächeren Skeletts das Gewicht etwas geringer, steigt aber häufig nach der Menopause an. Bei älteren Personen ist das Gewicht meist etwas höher.

Mittelgröße	*Mann* 165 cm	*Frau* 154 cm
Zwergwuchs	unter 129,9 cm	unter 120,9 cm
Sehr klein	130—149,9 „	121—139,9 „
Klein	150—159,9 „	140—148,9 „
Mittelgroß	164—166,9 „	153—155,9 „
Groß	170—179,9 „	159—167,9 „
Sehr groß	180—199,9 „	168—186,9 „
Riesenwuchs	200 und mehr cm	187 und mehr cm

Größe und Gewicht bei Kindern.
(nach Lust-Pfaundler).

Durchschnittswerte. Zu berücksichtigen sind Familienbesonderheiten, Konstitution, Landschaft und Milieu.

Knaben			Mädchen		
Alter Jahre	Größe cm	Gewicht kg	Alter Jahre	Größe cm.	Gewicht kg
15	160	50,5	16	160	53,0
	159	49,5		159	51,5
	158	48,6	15	158	50,0
	157	47,7		157	48,8
	156	46,8		156	47,6
	155	45,9	14	155	46,5
14	154	45,0		154	45,6
	153	44,1		153	44,7
	152	43,2		152	43,8
	151	42,4		151	42,9
	150	41,6	13	150	42,0
	149	40,8		149	41,3
13	148	40,0		148	40,5
	147	39,3		147	39,7
	146	38,5		146	38,9
	145	37,8		145	38,1
	144	37,1		144	37,3
	143	36,3	12	143	36,5
12	142	35,5		142	35,7
	141	34,8		141	35,0
	140	34,1		140	34,2
	139	33,4		139	33,4

	Knaben			Mädchen	
Alter *Jahre*	Größe *cm*	Gewicht *kg*	Alter *Jahre*	Größe *cm*	Gewicht *kg*
	138	32,7		138	32,7
11	137	32,0	11	137	32,0
	136	31,4		136	31,4
	135	30,7		135	30,7
	134	30,0		134	30,0
	133	29,5		133	29,5
10	132	29,0		132	29,0
	131	28,4	10	131	28,4
	130	27,8		130	27,8
	129	27,3		129	27,3
9	128	26,8		128	26,8
	127	26,4		127	26,2
	126	25,9	9	126	25,6
	125	25,4		125	25,1
	124	24,9		124	24,6
8	123	24,4		123	24,1
	122	24,0		122	23,7
	121	23,5	8	121	23,2
	120	23,0		120	22,7
	119	22,5		119	22,3
7	118	22,0		118	21,8
	117	21,6		117	21,4
	116	21,2	7	116	20,9
	115	20,8		115	20,5
	114	20,5		114	20,3
6	113	20,2		113	19,9
	112	19,9		112	19,5
	111	19,6	6	111	19,1
	110	19,3		110	18,8
	109	19,0		109	18,5
	108	18,7		108	18,2
5	107	18,4		107	17,9
	106	18,1	5	106	17,6
	105	17,8		105	17,3
	104	17,5		104	17,0
	103	17,1		103	16,7
	102	16,8		102	16,4
4	101	16,5		101	16,1
	100	16,2	4	100	15,8
	99	15,9		99	15,5
	98	15,6		98	15,3
	97	15,3		97	15,0
	96	15,0		96	14,7
	95	14,7		95	14,5
	94	14,4		94	14,2
3	93	14,1		93	13,9
	92	13,9	3	92	13,6
	91	13,6		91	13,3
	90	13,3		90	13,1

Knaben			Mädchen		
Alter *Jahre*	Größe *cm*	Gewicht *kg*	Alter *Jahre*	Größe *cm*	Gewicht *kg*
	89	13,0		89	12,8
	88	12,8		88	12,5
	87	12,6		87	12,3
	86	12,3		86	12,1
2	85	12,0		85	11,8
	84	11,8	2	84	11,5
	83	11,6		83	11,2
	82	11,3		82	11,0
	81	11,1		81	10,8
	80	10,9		80	10,6
	79	10,7		79	10,4
	78	10,5		78	10,2
	77	10,3		77	10,0
	76	10,1		76	9,8
1	75	9,8		75	9,5
	74	9,4	1	74	9,2
	73	9,0		73	8,8
	72	8,6		72	8,4
	71	8,2		71	8,0
	70	7,8		70	7,6
	69	7,5		69	7,2
	68	7,3		68	7,0
	67	7,0		67	6,8
	66	6,7		66	6,5
	65	6,5		65	6,3
	64	6,3		64	6,0
	63	6,0		63	5,8
	62	5,7		62	5,6
	61	5,4		61	5,3
	60	5,1		60	5,1
	59	4,8		59	4,8
	58	4,6		58	4,6
	57	4,4		57	4,4
	56	4,2		56	4,2
	55	4,0		55	4,0
	54	3,8		54	3,8
	53	3,6		53	3,6
	52	3,5		52	3,4
	51 ⎫			51	3,3
Geburt	50 ⎬ 3,4		Geburt	50 ⎫ 3,2	
	49 ⎭			49 ⎬	

Täglicher Calorienbedarf.

I. Männer

bei schwerster Muskelarbeit . . . . rd. 5000 cal.
    schwerer   „   . . . .   4000 „
    stärkerer   „   . . . .   3500 „
    mäßiger   „   . . . .   3000 „
    leichter   „   . . . .   2800 „
    sitzender Beschäftigung . . . .   2500 „
    bei Bettruhe   . . . . rd. 1 cal. pro kg/Std.

II. Frauen

bei schwerer Muskelarbeit . . . . rd. 3000 cal.
    mäßiger   „   . . . .   2800 „
    leichter   „   . . . .   2500 „
    geringer Beschäftigung . . . .   2000 „
    Grundernährung für stillende Mütter . . . .   3000 „

III. Kinder

    1— 2 Jahre . . . . rd.   840 cal.
    3— 5   „   . . . .   1200 „
    5— 7   „   . . . .   1400 „
    7— 9   „   . . . .   1700 „
    9—12   „   . . . .   1900 „
   12—16   „   . . . .   2400 „

Es liefert (nach RUBNER):

1 g Eiweiß . . . .   4,1 cal.
1 g Fett . . . .   9,3 „
1 g Kohlenhydrat . . . .   4,1 „

Nahrungsmitteltabelle.

Gehalt wichtiger Nahrungsmittel an Calorien, Eiweiß, Fett, Kohlenhydrate und Kochsalz

(Werte nach HEUPKE u. ROST).

Es sind enthalten in *100 g* eßbarer Substanz	Calorien	Eiweiß *g*	Fett *g*	Kohlen- hydrate *g*	Koch- salz *mg*
Brot:					
Vollkornbrot	281	7,5	1,8	57	
Graubrot, fein	222	4,7	0,6	48	561
Knäckebrot	268	8	0,6	56	283
Weißbrot i. D.	250	7	0,4	53	742
Wasserbrötchen	233	6	0,4	50	16
Zwieback.	359	9	2	74	198
Mehl, Nährmittel, Teigwaren:					
Roggenmehl 94%	321	8,9	1,5	61	
Weizenmehl 90%	352	12	2	63	3,3
Mondamin	353	1,2	0	85	66
Gerste (Graupen)	357	10	1	75	

Es sind enthalten in 100 g eßbarer Substanz	Calorien	Eiweiß g	Fett g	Kohlen-hydrate g	Koch-salz mg
Haferflocken	362	12	5	65	
Reis, poliert	341	6,9	0,5	76	
Weizengries	326	7	0,2	72	76
Nudeln, Makkaroni . . .	353	11	0,5	74	66

Fleisch (mittelfett):

Hammel	279	18	22	0,1	182
Kalb	147	20	7	0,2	122
Kalbfleisch (gekocht) . .	178	25	8	0,2	1000
Rind	227	19	16	0,1	84
Rindfleisch, gekocht . . .	211	28	10	0,3	1000
Schwein	256	17	20	0,1	79
Schinken, geräuchert⎫ ge-	336	25	25	0	3300
Schinken, gekocht ⎰ salzen	428	25	35	0	2000
Speck	738	10	75	0	1270
Kalbsleber	127	19	3,5	4	147
Kalbsniere	120	18	5	0,4	320
Kalbshirn	117	9	8,6	0	290
Ochsenzunge	206	16	15	0,2	
Blutwurst, frisch	216	10	10	20	
Leberwurst	336	13	25	12	2000–8000
Dauerwurst.	526	24	46	0	
Reh	109	20	2,5	1	66
Gans	345	16	30	0	200
Huhn, gebraten	272	27	17	0,8	1000
Taube	102	22	1	0,5	150

Fische:

Aal, geräuchert	342	19	28	1	
Bückling	179	21	10	0	380
Hering, gesalzen.	165	17	10	0,5	29500
Hering, Matjes	166	20	9	0	7200
Kabeljau.	68	16	0,3		160
Schellfisch	72	17	0,2		396

Milch, Eier, Käse:

Vollmilch	66	3	3,5	5	160
Magermilch.	40	3	0,8	5	165
Buttermilch	40	3,6	1	3,8	165
Muttermilch	66	2	3,5	6	107
Sahne	245	3,8	23	3,8	132
Quark	97	17	1,2	4	247
1 Hühnerei	72	6	5	0,3	84
100 g Eigelb	355	16	31	0,3	119
Fettkäse i. D.	394	26	30	2	2000
Magerkäse i. D.	222	36	6,5	3,5	580
Rahmkäse	417	16	37	1,7	

Butter, Fette, Öl:

Butter	768	0,8	82	0,7	690
Schweineschmalz	922	0,3	99	0	Spur

Es sind enthalten in 100 g eßbarer Substanz	Calorien	Eiweiß g	Fett g	Kohlen-hydrate g	Koch-salz mg
Margarine	794	0,5	85	0,4	1550
Palmin	902	0	97	0	0,16
Olivenöl	925	0	99,4	0,2	170
Lebertran i. D.	928	0	99,8	0	
Zucker u. dgl.:					
Rohrzucker	390	0,3	0	95	125
Kakaopulver	464	20	27	32	53
Schokolade, rein	492	6	22	64	462
Gemüse:					
Brechbohnen	52	5	0,3	7	50
Blumenkohl	26	2	0,2	4	48
Erbsen, reife	292	20	1	49	58
Kartoffeln	79	2	0,1	17	68
Kohlrabi	37	2,3	0,1	6,5	94
Kopfsalat	15	1,3	0,2	2	130
Kohl, rot	27	1,5	0,1	5	165
Kohl, weiß	23	1,4	0,1	4	92
Linsen	303	22	1,3	49	136
Möhren	42	1,0	0,1	9	55
Rettich	41	1,7	0,1	8	
Rhabarber	16	0,5	0,2	3	53
Rosenkohl	46	4,4	0,4	6	66
Rote Rüben	35	1,2	0,1	7	58
Sauerkraut (eingemacht) .	20	1	0,2	3,4	
Spargel	15	1,5	0,1	2	87
Spinat	25	3,0	0,2	2,7	215
Tomaten	22	0,9	0,2	4	110
Wirsing, grün	30	1,8	0,3	5	12
Pilze:					
Pfifferlinge	27	2,3	0,35	3,4	Spur
Steinpilze	40	4,6	0,3	4,6	36
Obst:					
Äpfel	40	0,3	0,2	9	2,5
Aprikosen	45	0,8	0,1	10	1,3
Birnen	53	0,5	0,2	12	31
Erdbeeren	41	0,6	0,2	9	23
Hagebutten, getrocknet .	271	2,5	0,7	62	13
Heidelbeeren	38	0,7	0,2	8	8
Johannisbeeren, rote . .	39	0,7	0,1	8,5	8
Kirschen	50	0,9	0,2	11	100
Mirabellen	65	0,7	0,2	15	4
Pfirsiche	45	0,7	0,1	10	3
Pflaumen	53	0,7	0,1	12	3
Weintrauben	78	0,9	0,5	17	24
Zwetschen	56	0,7		13	5
Haselnüsse	640	14	60	6	110
Walnüsse	686	16	60	15	170

Es sind enthalten in *100 g* eßbarer Substanz	Calorien	Eiweiß *g*	Fett *g*	Kohlen-hydrate *g*	Koch-salz *mg*
Mandeln	600	18	50	15	66
Äpfel . . } gedörrt . .	400	1,4	1	94	
Pflaumen } . .	306	2,3	0,6	71	
Südfrüchte:					
Apfelsinen	45	0,8	0,1	10	6,6
Bananen	87	1	0,1	20	198
Datteln	281	1,6	0,4	66	205
Grapefruit	24	0,8	0,2	5	
Zitronen	53	0,7		9	8
Getränke:					
Apfelwein	45			0,6	
Bier, i. D.	80	0,7		5,5	15
Rotwein, deutsch, i. D. .	65			0,1	10
Weißwein	60			0,1	8
Süßwein	154			17	
Apfelsaft	82		0	16	
Himbeersirup	286	0,15	0	69	

Die wichtigsten *kalkhaltigen Nahrungsmittel* sind Milch, Käse, Eier, Spinat und getrocknete Bohnen.

Täglicher Bedarf des Erwachsenen (nach HEUPKE) an:

Eiweiß 80 g bei 2000 Cal.

Fett 50—70 g

Kohlenhydrate 400 g

Kochsalzgehalt der Kost nicht über 15 g.

Ausnutzung der Nahrungsmittel.

(Aus: SCHALL, Kleine Nahrungsmitteltabelle. 1954.)

Von den verzehrten Mengen werden ausgenutzt[1]	% Eiweiß	% Fett	% Kohlen-hydrate
Fleisch	97	94	—
Schlachtabgänge	89	91	—
Milch bei Kindern	95	97	99
Milch bei Erwachsenen	94	95	99
Eier	97	95	—
Butter	—	97	—
Käse	95	90	98
Weizenmehl, fein	81	75	98
Weizenmehl, mittelfein	75	60	97

[1] Das an den 100 g Fehlende wird durch den Darm ausgeschieden.

4 Vaternahm, Vorschriften und Richtlinien

Von den verzehrten Mengen werden ausgenutzt[1]	% Eiweiß	% Fett	% Kohlenhydrate
Roggenmehl, fein	73	—	96
Roggenmehl, mittelfein	68	—	93
Reis, Hafer und ähnliches	80	93	99
Maismehl	83	70	96
Weizenbrot, grob	72	55	92
Roggenbrot, grob	60	—	90
Zucker, Honig	—	—	99
Erbsen, Bohnenmehl	84	40	95
Kartoffeln	78	97	96
Gemüse	72	93	83
Pilze	70	—	—
Obst	44	68	95
Nüsse, Mandeln	85	91	97
Durchschnittswerte			
Viel tierische Nahrungsmittel	91	95	97
Wenig tierische Nahrungsmittel . . .	78	86	93
Mittlere Mengen tierischer Nahrung . .	85	92	95

Vitamine.

Vitamin	Vorkommen, Tagesbedarf, Präparate.
Vitamin A = Axerophthol. Antixerophthalmisches u. Epithelschutzvitamin. Wachstumsfaktor. Fettlöslich.	Hefe; Lebertran; Leber; Meerfische, Hering; Butter, Eidotter, Frauenmilch, Vollmilch, Sahne, Fettkäse. Als biologische Vorstufe Carotin in: Leber, Niere; grünem und gelbem Gemüse (Bohnen, Erbsen, Grünkohl, Karotten, Kohlrabi, Kopfsalat, Kresse, Kürbis, Spinat, Tomaten; Pfifferlinge); Früchten (Aprikosen, Bananen, Brombeeren, Hagebutten, Heidelbeeren, Kirschen, Orangen, Pfirsische, Pflaumen, Preiselbeeren, Nüsse); Kakao. *Tgl. Bedarf:* ca. 1—2 mg oder 3—6 mg Carotin. **Präparate:** *Arovit, Vogan.*
Vitamin B₁ = Aneurin, Thiamin. Antineuritisches Vitamin. Wasserlöslich.	Hefe; Schweinefleisch, Schinken, Speck, Leber, Niere; Fischrogen, Salzhering; Eidotter, Frauenmilch, Vollmilch; Vollkornbrot, Weizenbrot, Haferflocken, Getreidekeimlinge, Reiskleie; grüne Bohnen und Erbsen, Kartoffeln, Karotten, Linsen, Sauerkraut, Sojabohnen, Tomaten; Brombeeren, Holunderbeeren, Orangen, Nüsse; Pilze. *Tgl. Bedarf:* ca. 1—2 mg. **Präparate:** *Benerva, Betabion, Betaxin.*

---

[1] Das an den 100 g Fehlende wird durch den Darm ausgeschieden.

Vitamin	Vorkommen, Tagesbedarf, Präparate.

Zum **Vitamin B$_2$-Komplex**gehörenalswichtige:
Vitamin B$_2$
  Lactoflavin, Riboflavin.
Wachstumsfaktor.
  Wasserlöslich.
	Hefe; Schweinefleisch, Schinken, Speck, Leber, Niere; Salzheringe; Eidotter, Milch; Vollkornbrot, Maiskorn, Reiskleie; Erbsen, Grünkohl, Gurken, Kartoffeln, Kopfsalat, Linsen, Spinat, Sojabohnen, Tomaten; Ananas, Grapefruit, Nüsse.
	Tgl. Bedarf: ca. 1—3 mg.
	Präparate: *Beflavin, Lactoflavin.*

Nicotinsäureamid
  = Niacin.
Antipellagravitamin.
  Wasserlöslich.
	Hefe; Leber; Kabeljau; Milch; Weizenkeimlinge; frische Gemüse, Reiskleie, Sojabohne, Pfifferlinge; Erdnüsse.
	Tgl. Bedarf: ca. 10—12 mg.
	Präparate: *Benicot, Nicobion.*

Vitamin B$_6$
  = Adermin.
  Wasserlöslich.
	Hefe; Leber; Schweineschmalz; Eidotter, Milch; Mais- und Weizenkeimlinge, polierter Reis; grüne Gemüse; Erdnüsse; Rübenmelasse.
	Tgl. Bedarf: ca. 2 mg.
	Präparate: *Benadon, Hexobion.*

Folsäure
  = Folinsäure.
Antianaemiefaktor.
  Wasserlöslich.
	Hefe; Leber, Niere, Eier, Milch, Käse, Spinat.
	Tgl. Bedarf: ca. 1—2 mg.
	Präparate: *Folcidin, Folsan.*

Vitamin B$_{12}$ AntianaemischerFaktor. Wasserlöslich.	Leber. **Präparat:** Rubivitan.

Vitamin C
  = Ascorbinsäure.
Antiskorbutisches Vitamin.
  Wasserlöslich.
	Leber; Frauenmilch, Vollmilch; Getreidekeime; Gemüse: Blumenkohl, Erbsen, Karotten, Kartoffeln, Kohlrabi, Meerrettich, Petersilie, Radischen, Rhabarber, Rüben, grüner Salat, Spargel, Spinat, Tomaten, Weißkraut, Wirsing; Obst: Äpfel, Bananen, Erdbeeren, Grapefruit, Hagebutten, Himbeeren, schwarze Johannisbeeren, Orangen, Paprika, frische Walnüsse, Zitronen.
	Tgl. Bedarf: ca. 50—100 mg.
	Präparate: *Cantan, Cebion, Redoxon, Vicelat.*

Vitamin D Antirachitisches Vitamin. Fettlöslich.	Hefe; Lebertran; Niere, Rindfleisch, Schweineschmalz; Bücklinge, Hering, Ölsardinen, Sprotten; Soja; Speisepilze; Kakao. *Tgl. Bedarf:* ca. 0,01 mg (400—800 IE). **Präparat:** *Vigantol.*

Vitamin E
  = Tocopherol.
Antisterilitätsvitamin, Fertilitätsvitamin.
  Fettlöslich.
	Eidotter, Milch; Gerste, Hafer, Weizenkeimlinge; Blattsalat, Kohlgemüse, Kresse, Sojabohnen; Erdnüsse.
	Tgl. Bedarf: ca. 10 mg.
	Präparate: *Ephynal, Evion.*

4*

Vitamin	Vorkommen, Tagesbedarf, Präparate.
Vitamin H = Biotin. Antiseborrhoisches Vitamin. Wasserlöslich.	Hefe; Leber, Niere; Eidotter, Käse, Molke; Reiskleie; Zuckermelasse. *Tgl. Bedarf:* ca. 0,1—0,3 mg.
Vitamin K = Phyllochinon. Antihaemorrhagisches Vitamin, Koagulations- vitamin. Fettlöslich.	Schweineleber; Hühnerei; Hagebutten, Krauskohl, getrockneter Spinat, Tomaten. **Präparat:** *Hemodal.*
Vitamin P = Citrin. Permeabilitätsvitamin. Wasserlöslich.	Orangen, Paprika, Zitronen. **Präparat:** *Citrin.*

Schwangerschaftstabelle.

Berechnung des Geburtstermins: ab 1. Tag der letzten Menstruation 3 Monate zurück- und 7 (bis 10) Tage zuzählen.

Beginn der letzten Menstruation		Geburts- termin		Beginn der letzten Menstruation		Geburts- termin		Beginn der letzten Menstruation		Geburts- termin	
Jan.	1	*Okt.*	8	**Febr.**	15	*Nov.*	22	**März**	31	*Jan.*	5
	3		10		17		24				
	5		12		19		26	**April**	1		6
	7		14						3		8
	9		16		21		28		5		10
	11		18		23		30		7		12
	13		20		25	*Dez.*	2		9		14
	15		22		27		4		11		16
	17		24						13		18
	19		26	**März**	1		6		15		20
	21		28		3		8		17		22
	23		30		5		10		19		24
	25	*Nov.*	1		7		12		21		26
	27		3		9		14		23		28
	29		5		11		16		25		30
	31		7		13		18		27	*Febr.*	1
					15		20		29		3
Febr.	1		8		17		22				
	3		10		19		24	**Mai**	1		5
	5		12		21		26		3		7
	7		14		23		28		5		9
	9		16		25		30		7		11
	11		18		27	*Jan.*	1		9		13
	13		20		29		3		11		15

Beginn der letzten Menstruation	Geburtstermin	Beginn der letzten Menstruation	Geburtstermin	Beginn der letzten Menstruation	Geburtstermin
Mai 13	Febr. 17	Juli 31	Mai 7	Okt. 15	Juli 22
15	19	August 1	8	17	24
17	21	3	10	19	26
19	23	5	12	21	28
21	25	7	14	23	30
23	27	9	16	25	August 1
25	März 1	11	18	27	3
27	3	13	20	29	5
29	5	15	22	31	7
31	7	17	24	Nov. 1	8
Juni 1	8	19	26	3	10
3	10	21	28	5	12
5	12	23	30	7	14
7	14	25	Juni 1	9	16
9	16	27	3	11	18
11	18	29	5	13	20
13	20	31	7	15	22
15	22			17	24
17	24	Sept. 1	8	19	26
19	26	3	10	21	28
21	28	5	12	23	30
23	30	7	14	25	Sept. 1
25	April 1	9	16	27	3
27	3	11	18	29	5
29	5	13	20		
		15	22	Dez. 1	7
Juli 1	7	17	24	3	9
3	9	19	26	5	11
5	11	21	28	7	13
7	13	23	30	9	15
9	15	25	Juli 2	11	17
11	17	27	4	13	19
13	19	29	6	15	21
15	21			17	23
17	23	Okt. 1	8	19	25
19	25	3	10	21	27
21	27	5	12	23	29
23	29	7	14	25	Okt. 1
25	Mai 1	9	16	27	3
27	3	11	18	29	5
29	5	13	20	31	7

Geburtstermine berechnet für 280 Tage ab Beginn der letzten Menstruation.

Praktische Richtlinien zur Bewertung der Erwerbsfähigkeit in der Invalidenversicherung.

(Nach FLEISCHER, H. „Deutsche Invalidenversicherung" 1934.)

Die Fähigkeit	%	MdE = %
I. zu leichten Arbeiten nur im Sitzen und nur mit Unterbrechungen, entspricht einer Erwerbsfähigkeit von	10—30 (also invalide)	70—90
II. zu allen nur leichten Arbeiten im Sitzen anhaltend, also ohne Unterbrechung, entspricht einer Erwerbsfähigkeit von	40—50	50—60
III. zu allen Arbeiten, auch mittelschweren, im Sitzen ohne Unterbrechung, entspricht einer Erwerbsfähigkeit von . . . . (dabei ist aber Voraussetzung, daß der Versicherte fähig ist, ohne fremde Hilfe kurze Wegstrecken von und zur Arbeitsstätte zu gehen, oder bei Heimarbeitern das Arbeitsmaterial selbständig vom Arbeitgeber abzuholen und abzuliefern).	50	50
IV. zu allen Arbeiten im Sitzen anhaltend und im Stehen mit Unterbrechung, entspricht einer Erwerbsfähigkeit von	50—60	40—50
V. zu allen leichten Arbeiten im Sitzen und im Stehen ununterbrochen, entspricht einer Erwerbsfähigkeit von	60	40
VI. zu allen leichten bis mittelschweren Arbeiten im Sitzen und im Stehen ununterbrochen, entspricht einer Erwerbsfähigkeit von	60—80	20—40
VII. zu allen Arbeiten auf dem allgemeinen Arbeitsfeld ohne Unterbrechung, entspricht einer Erwerbsfähigkeit von	80—100	0—20

Allgemeine Hinweise für die Ausfüllung des Leichenschauscheines.

Die Angabe „Altersschwäche" als Todesursache ist nur dann zulässig, wenn tatsächlich nur allgemeine *Abnutzungserscheinungen* vorliegen und *keine besonderen Erkrankungen* erkennbar sind, die zum Ableben geführt haben könnten.

Unzulänglich für die statistische Bearbeitung der Todesursachen sind ferner allgemein gehaltene Angaben, wie: innere Leiden, Wassersucht, Blutung ohne Angabe der Art, des Sitzes oder des Ursprungs, ebenso Bezeichnungen wie Magen-, Lungen-, Herz-, Leber-, Nieren-, Gehirn-, Nervenleiden oder -krankheit, Tuberkulose, Krebs.

Es muß vielmehr *Art und Sitz* der Erkrankung bezeichnet sein.

Bei Krankheiten, wie *Bauchfellentzündung, Gehirn- oder Gehirnhautentzündung* sowie *Blutvergiftung,* die häufig nur als *Folgekrankheiten* anzusprechen sind, ist nicht nur die *Angabe der Art,* sondern auch des *Ursprungsortes* dieser Todesursache notwendig. Ist darüber *nichts bekannt,* so ist dies gleichfalls ausdrücklich zu vermerken.

Bei Todesfällen, die bei oder infolge einer *Operation* eintreten, muß stets der *Grund des Eingriffs — also das vorliegende Leiden —* angegeben werden, da dies meist als Todesursache gilt. Ausgenommen ist *Narkosetod,* der als *tödlicher Unfall* zählt; in solchen Fällen ist auch das *Narkosemittel* mitanzugeben.

Die Aufbereitung der Todesursachenstatistik nach dem neuen deutschen Verzeichnis der Krankheiten und Todesursachen erfordert also stets eine möglichst genaue Kennzeichnung der Todesursache nach *Art und Ursprung* des tödlichen Leidens, bei örtlichen Krankheiten auch Angabe des Sitzes, ferner bei *gewaltsamem Tod,* ob Selbstmord, Tod durch fremde Hand oder Unfall erfolgte, dazu ganz kurz die Art und Weise sowie Ursache des gewaltsamen Todes; bei Unfällen noch, ob Berufs- oder Betriebsunfall vorlag.

Soweit eine Todesursache *nicht genauer zu ermitteln war,* wie das z. B. bei plötzlichem Tod oder der Unmöglichkeit einer genaueren klinischen Feststellung aus anderen Gründen der Fall sein kann, sollte *stets* der Zusatz „Näheres nicht festzustellen" gemacht werden, schon um Rückfragen zu vermeiden.

Die Angaben auf dem Leichenschauschein können zur näheren Erläuterung der zunächst kurz deutsch angegebenen Todesursache auch übliche lateinische Fachausdrücke enthalten; es wird aber gebeten, die Angaben in *deutlich lesbarer Schrift* zu machen.

Unvollständige und unleserliche Angaben verursachen infolge der dann *notwendigen Rückfragen* unnötige Kosten und zusätzliche Arbeit.

Es wird gebeten, etwaige Rückfragen der mit der Prüfung der Leichenschauscheine betrauten Gesundheitsämter zwecks Ergänzung von Angaben *entgegenkommend zu beantworten.*

Der Arzt soll die Beurkundung stets nach bestem Wissen und Gewissen vornehmen; nicht ganz *sichere oder fragliche Feststellungen* über die Todesursache können durch den Zusatz „wahrscheinlich" oder „vermutlich" oder durch ein Fragezeichen gekennzeichnet werden.

(Aus: **Leben und Sterben in der Bundesrepublik Deutschland.** Merkheft für Ärzte. Herausg. v. BdI. Abt. Gesundheitswesen. 1953, S. 24.)

Allgemeine Grundbegriffe.

Verordnungen und Gesetze	Einschränkung der Arbeits- bzw. Erwerbsfähigkeit
1. Krankenversicherung (KV). RVO. §§ 165—536.	*Arbeitsunfähigkeit* im Sinne des Gesetzes: Arbeitsunfähigkeit liegt vor, wenn der Erkrankte nicht oder doch nur mit Gefahr, seinen Zustand zu verschlimmern, fähig ist, seiner bisher ausgeübten Erwerbstätigkeit nachzugehen.
2. Unfallversicherung (UV). RVO. §§ 537—1225.	*Erwerbsunfähigkeit* im Sinne des Gesetzes: Erwerbsunfähigkeit liegt vor, wenn der Verletzte nicht mehr die Fähigkeit besitzt, sich auf dem Gebiete des wirtschaftlichen Lebens einen Erwerb zu schaffen. *Arbeitsunfall* im Sinne des Gesetzes: Betriebsunfälle sind Körperbeschädigungen, die infolge der Ausübung der betriebsüblichen Arbeit innerhalb einer Arbeitsschicht eintreten, sowie sog. „Unfälle des täglichen Lebens", die Versicherte bei und infolge der Ausübung der Betriebstätigkeit erleiden.
3. Invalidenversicherung (IV). RVO. §§ 1226—1500.	*Invalidität* im Sinne des Gesetzes: Als Invalide gilt der Versicherte, der infolge von Krankheit oder anderen Gebrechen oder Schwäche seiner körperlichen oder geistigen Kräfte nicht imstande ist, durch eine Tätigkeit, die seinen Kräften und Fähigkeiten entspricht und ihm unter billiger Berücksichtigung seiner Ausbildung und seines bisherigen Berufes zugemutet werden kann, ein Drittel* dessen zu erwerben, was körperlich und geistig gesunde Personen derselben Art mit ähnlicher Ausbildung in derselben Gegend durch Arbeit zu verdienen pflegen.
4. Versicherungsgesetz für Angestellte (AVG).	*Berufsunfähigkeit* im Sinne des Gesetzes: Berufsunfähigkeit ist dann anzunehmen, wenn die Arbeitsunfähigkeit auf weniger als die Hälfte derjenigen eines körperlich und geistig gesunden Versicherten von ähnlicher Ausbildung und gleichwertigen Kenntnissen und Fähigkeiten herabgesunken ist.

---

* Nunmehr: „die Hälfte".

Verordnungen und Gesetze	Einschränkung der Arbeits- bzw. Erwerbsfähigkeit
5. **Reichsknappschaftsgesetz (RKG).**	*Berufsunfähigkeit* im Sinne des Gesetzes: Als berufsunfähig gilt der versicherte Arbeiter, der infolge von Krankheit oder anderen Gebrechen oder Schwäche seiner körperlichen oder geistigen Kräfte weder imstande ist, die von ihm bisher verrichtete knappschaftliche Tätigkeit noch andere im wesentlichen gleichartige und wirtschaftlich gleichwertige Tätigkeiten von Personen mit ähnlicher Ausbildung sowie gleichwertigen Kenntnissen und Fähigkeiten in knappschaftlich versicherten Betrieben auszuüben.
6. **Gesetz über Arbeitsvermittlung und Arbeitslosenversicherung (AVAVG).**	*Arbeitsunfähigkeit* im Sinne des Gesetzes: Arbeitsunfähig ist, wer nicht mehr imstande ist, durch eine Tätigkeit, die seinen Kräften und Fähigkeiten entspricht und ihm unter billiger Berücksichtigung seiner Ausbildung und seines bisherigen Berufes zugemutet werden kann, wenigstens ein Drittel dessen zu erwerben, was geistig und körperlich gesunde Personen derselben Art mit ähnlicher Ausbildung in derselben Gegend durch Arbeit zu verdienen pflegen.
7. **Bundesversorgungsgesetz (BVG).**	*Erwerbsunfähig* im Sinne des Gesetzes: Wer in seiner Erwerbsfähigkeit um mehr als 90 v.H. beeinträchtigt ist, gilt als erwerbsunfähig.

Ärztliche Schweigepflicht.
(Berufsgeheimnis, Zeugnisverweigerung)

Die **Reichsärzteordnung** schreibt vor:

§ 13 (1) Ein Arzt, der *unbefugt ein fremdes Geheimnis offenbart,* das ihm bei Ausübung seines Berufes anvertraut oder zugänglich geworden ist, wird mit Gefängnis bis zu einem Jahr und Geldstrafe oder einer dieser Strafen bestraft.

(2) Dem Arzt stehen seine berufsmäßig tätigen Gehilfen und die Personen gleich, die zur Vorbereitung auf den Beruf an der berufsmäßigen Tätigkeit teilnehmen. Ebenso wird bestraft, wer nach dem Tode des zur Wahrung des fremden Geheimnisses nach Abs. 1 Verpflichteten das von dem Verstorbenen oder aus dessen Nachlaß erlangte Geheimnis unbefugt veröffentlicht.

(3) Der Täter ist straffrei, wenn ein solches Geheimnis zur Erfüllung einer Rechtspflicht oder sittlichen Pflicht oder sonst zu einem nach gesundem

Volksempfinden berechtigten Zweck offenbart und wenn das bedrohte Rechtsgut überwiegt.

(4) Die Tat wird nur auf Antrag des Verletzten verfolgt.

§ 7 der **Berufsordnung** enthält Bestimmungen über die *ärztlichen Aufzeichnungen u. ä.*:

§ 7 Über wichtige Befunde und Behandlungsmaßnahmen, insbesondere bei Unfällen, Operationen und Strahlenbehandlung, muß der Arzt Aufzeichnungen machen. Dies gilt sowohl für die Privatpraxis als auch für den Dienst in der Reichsversicherung, Reichsversorgung und öffentlichen Fürsorge.

Die Aufzeichnungen sowie Krankengeschichten und Röntgenbilder sind mindestens fünf Jahre nach Abschluß der Behandlung aufzubewahren.

Bei ihrer Herausgabe sind die Bestimmungen über die ärztliche Schweigepflicht zu beachten; die Aufzeichnungen sowie Krankengeschichten und Röntgenbilder sollen unbeschadet von Sonderregelungen nur bei gleichzeitiger Anforderung eines ärztlichen Gutachtens als Unterlage oder als Teil desselben herausgegeben werden.

Von wesentlicher Bedeutung für den Arzt sind die nachfolgenden Abschnitte des **Strafgesetzbuches** (§§ 138, 139, 300) und der **Strafprozeßordnung** (§§ 53, 97) lt. Änderungsgesetz v. 4. 8. 53.

Nach § 138 Abs. 1 des **Strafgesetzbuches** wird mit Gefängnis bestraft „wer von dem Vorhaben oder der Ausführung eines Hochverrates, eines Verfassungsverrates, eines Landesverrates, eines Mordes, eines Totschlags, eines Münzverbrechens, eines Raubes, einer räuberischen Erpressung, eines Menschenraubes, einer Verschleppung, einer erpresserischen Kindesentführung, eines Mädchenhandels oder eines gemeingefährlichen Verbrechens zu einer Zeit, zu der die Ausführung oder der Erfolg noch abgewendet werden kann, glaubhaft erfährt und es unterläßt, der Behörde oder dem Bedrohten rechtzeitig Anzeige zu machen".

Nach Abs. 3 wird mit Gefängnis bis zu einem Jahr oder mit Geldstrafe bestraft „wer die Anzeige leichtfertig unterläßt, obwohl er von dem verbrecherischen Vorhaben glaubhaft erfahren hat".

Hiernach heißt es weiter in § 139:

„Ist in den Fällen des § 138 die Tat nicht versucht worden, so kann von der Strafe abgesehen werden."

Absatz 3 und 4 lauten:

„Wer eine Anzeige unterläßt, die er gegen einen Angehörigen (§ 52) erstatten müßte, ist straffrei, wenn er sich ernstlich bemüht hat, ihn von der Tat abzuhalten oder den Erfolg abzuwenden, es sei denn, daß es sich um einen Mord oder Totschlag handelt. Unter denselben Voraussetzungen ist ein Rechtsanwalt, Verteidiger oder Arzt nicht verpflichtet anzuzeigen, was ihm in dieser Eigenschaft anvertraut worden ist.

Straffrei ist, wer die Ausführung oder den Erfolg der Tat anders als durch Anzeige abwendet. Unterbleibt die Ausführung oder der Erfolg der Tat ohne Zutun des zur Anzeige Verpflichteten, so genügt zu seiner Straflosigkeit sein ernstliches Bemühen, den Erfolg abzuwenden."

§ 300 regelt das *Berufsgeheimnis*:

„Wer unbefugt ein fremdes Geheimnis offenbart, das ihm in seiner Eigenschaft

1. als Arzt, Zahnarzt, Apotheker oder Angehöriger eines anderen Heilberufs, der eine staatlich geregelte Ausbildung erfordert,

2. ...

anvertraut worden oder bekannt geworden ist, wird mit Gefängnis bis zu sechs Monaten und mit Geldstrafe oder mit einer dieser Strafen bestraft.

Den im Absatz 1 Genannten stehen ihre berufsmäßig tätigen Gehilfen und die Personen gleich, die zur Vorbereitung auf den Beruf an der berufsmäßigen Tätigkeit teilnehmen. Dasselbe gilt für denjenigen, der nach dem Tode des zur Wahrung des Geheimnisses nach Absatz 1 Verpflichteten das von dem Verstorbenen oder aus dessen Nachlaß erlangte Geheimnis unbefugt veröffentlicht.

Abs. 4. Die Verfolgung tritt nur auf Antrag ein.“

In der **Strafprozeßordnung** wird die *Zeugnisverweigerung* behandelt:

§ 53 (1) Zur Verweigerung des Zeugnisses sind ferner berechtigt:

3. Satz 2. Ärzte, Zahnärzte, Apotheker und Hebammen über das, was ihnen in dieser Eigenschaft anvertraut worden oder bekannt geworden ist.

§ 53 (2) Die in Absatz 1, Nummern 2 und 3 Genannten dürfen das Zeugnis nicht verweigern, wenn sie von der Verpflichtung zur Verschwiegenheit entbunden sind.

§ 53a (1) Den in § 53 Abs. 1 Nr. 1 bis 4 Genannten stehen ihre Gehilfen und die Personen gleich, die zur Vorbereitung auf den Beruf an der berufsmäßigen Tätigkeit teilnehmen. Über die Ausübung des Rechtes dieser Hilfspersonen, das Zeugnis zu verweigern, entscheiden die in § 53 Abs. 1 Nr. 1 bis 4 Genannten, es sei denn, daß diese Entscheidung in absehbarer Zeit nicht herbeigeführt werden kann.

(2) Die Entbindung von der Verpflichtung zur Verschwiegenheit (§ 53 Abs. 2) gilt auch für die Hilfspersonen.

Nach § 97 unterliegen der *Beschlagnahme* nicht:

„(1) 1. schriftliche Mitteilungen zwischen dem Beschuldigten und den Personen, die nach § 52 oder § 53 Abs. 1 Nr. 1 bis 3 das Zeugnis verweigern dürfen;

2. Aufzeichnungen, welche die in § 53 Abs. 1 Nr. 1 bis 3 Genannten über die ihnen vom Beschuldigten anvertrauten Mitteilungen oder über andere Umstände gemacht haben, auf die sich das Zeugnisverweigerungsrecht erstreckt;

3. andere Gegenstände einschließlich der ärztlichen Untersuchungsbefunde, auf die sich das Zeugnisverweigerungsrecht der in § 53 Abs. 1 Nr. 1 bis 3 Genannten erstreckt.

(2) Satz 1. Diese Beschränkungen gelten nur, wenn die Gegenstände im Gewahrsam der zur Verweigerung des Zeugnisses Berechtigten sind; Gegenstände, auf die sich das Zeugnisverweigerungsrecht der Ärzte, Zahnärzte, Apotheker und Hebammen erstreckt, unterliegen der Beschlagnahme auch dann nicht, wenn sie im Gewahrsam einer Krankenanstalt sind.“